W0329302

Mon alimentation SANTÉ *facile*

Céline **Touati**

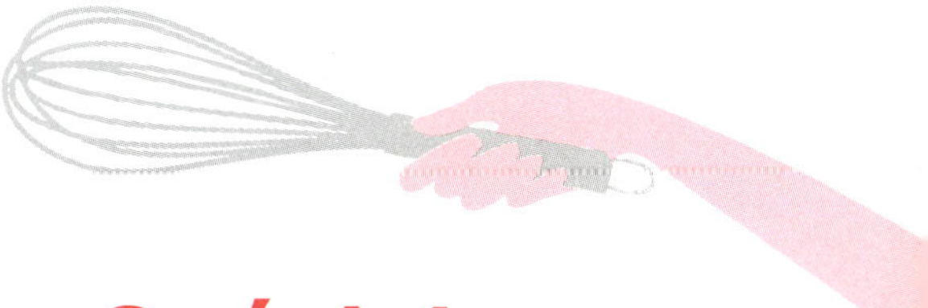

Spécial grossesse

et 57 recettes

jouvence
SANTÉ

Dans la même collection aux Éditions Jouvence :

Anti-candida, Alice Greetham

Brûler les graisses durablement, Céline Touati

Végane, Amélie Hallot-Charmasson

Curcuma & gingembre : mes épices miracles, Alessandra Moro Buronzo

Soupes santé minceur, Alessandra Moro Buronzo

Paléo : sans gluten, laitages, sucre, soja, Marion Kaplan

Anticholestérol, Isabelle Doumenc et Magdalina Asancheyev

Acido-basique, Christopher Vasey

À base de citron, Christopher Vasey et Lisa Masset

Index glycémique bas, Marie-Laure André

Pauvre en FODMAPs, Julie Delorme

Catalogue gratuit sur simple demande

ÉDITIONS JOUVENCE

France : BP 90107 – 74161 Saint-Julien-en-Genevois Cedex
Suisse : Route de Florissant, 97 – 1206 Genève
Site Internet : www.editions-jouvence.com
E-mail : info@editions-jouvence.com

© Éditions Jouvence, 2018
ISBN : 978-2-88953-089-2

Avec la collaboration éditoriale de Bénédicte Bortoli
Couverture : Éditions Jouvence
Maquette de couverture et intérieurs : Atelier Didier Thimonier
Mise en pages : Stéphanie Roze

Tous droits de traduction, reproduction et adaptation réservés pour tous pays.

À l'amour de ma vie, Lionel,
et à nos deux magnifiques anges, Lisa et Arthur.

L'auteure

Céline Touati, naturopathe, nutrithérapeute et auteure, exerce à Courbevoie dans les Hauts-de-Seine (92).
Elle s'est formée à la naturopathie traditionnelle au CENATHO (Collège européen de naturopathie traditionnelle holistique®).
Bercée par les médecines douces depuis sa plus tendre enfance, c'est aussi au travers de plusieurs rencontres dans différents pays qu'elle a su développer son empathie et son sens de l'écoute.
Par ailleurs, sa passion pour son métier et l'être humain l'amène à partager ses activités entre ses consultations en cabinet, des conférences santé et des ateliers cuisine et bien-être, ainsi que des émissions de radio et de télévision.

Site de l'auteure : www.naturopathe-courbevoie.com

De la même auteure aux Éditions Jouvence :
Mon Alimentation santé facile : Brûler les graisses durablement
Recettes et astuces anti-ballonnements
Les régimes, c'est fini !
Grossesse et huiles essentielles

Sommaire

Introduction

Comme beaucoup de femmes, c'est quand j'ai eu mes enfants que j'ai commencé à me poser des questions plus précises sur l'alimentation. Bien sûr, cela faisait déjà partie de mon quotidien en tant que naturopathe, mais mon envie de transmettre aux femmes mon expérience s'est accrue avec mes grossesses. Quand nous découvrons que nous sommes enceintes, nous ne sommes pas toutes égales devant les questionnements : certaines pensent à leur poids, d'autres au développement du fœtus, ou d'autres encore s'interrogent plus globalement sur les problématiques de nutrition. Mais, toutes, nous avons à cœur de bien faire, comme si cet instinct archaïque de porter la vie nous donnait une mission. Alors nous demandons des conseils, plus ou moins avisés, à notre entourage, aux femmes qui sont déjà passées par là, aux professionnels de santé ; nous faisons des recherches sur Internet... Souvent, nous obtenons tellement de réponses que nous nous sentons perdues. Ce sont les témoignages de mes patientes au quotidien.

Dans ce livre, j'ai souhaité vous apporter des réponses claires en termes de santé et vous proposer des recettes pour vous aider simplement durant ces neuf mois, sans vous culpabiliser ni vous faire des nœuds au cerveau !

Avertissement

Ce livre a pour objectif de fournir des informations utiles et instructives. Il n'a pas pour but de diagnostiquer, traiter, soigner ou prévenir tout problème de santé ou maladie. Il ne se substitue en aucun cas à une consultation médicale ou à un traitement.

1re partie

Votre programme alimentation santé spécial grossesse

Neuf mois pour neuf règles

AVANT LA CONCEPTION : NEUF MOIS POUR UN NID DOUILLET

Afin d'optimiser au mieux la conception, préparez votre corps comme un nid douillet pour recevoir votre joli œuf fécondé. Pour cela, je vous conseille d'adopter une hygiène alimentaire en neuf règles pendant neuf mois avant la conception.

1. **Le plus bio possible :** je pourrais parler pendant des heures des raisons de l'importance du biologique ! Mais si je ne devais en citer que quelques-unes, ce serait : d'abord, pour ce que les aliments biologiques contiennent – les vitamines, les oligoéléments, les enzymes, les flavonoïdes et les caroténoïdes – et pour ce qu'ils ne contiennent pas, ou en tout cas, moins – les polluants comme les pesticides, les herbicides, les insecticides, les engrais industriels, les anabolisants, les dioxines, les nitrates, les colorants ainsi que les conservateurs.

2. **Le plus d'acides gras essentiels possible :** les fameux oméga-3, dont on vous parle tant, sont essentiels dans la conception. Vous les trouverez dans les poissons gras (sardine, maquereau, harengs, saumon sauvage ou bio…) et dans les huiles végétales biologiques, de première pression à froid (lin, colza, noix, capeline ou périlla).

3. **Plus de cholestérol de qualité :** même si tous les types de cholestérol sont utiles à notre organisme, à plus ou grande échelle, nous parlons ici du cholestérol contenu dans le beurre et le lait cru biologique indispensable à une bonne synthèse hormonale. Ne culpabilisez plus en mangeant votre lichette de beurre cru sur vos tartines !

4. **Plus de fer alimentaire :** quand vous parlerez à votre médecin de votre envie de concevoir, il vous prescrira automatiquement de l'acide

folique (ou vitamine B9). Cette vitamine est essentielle à la division et au maintien cellulaire. De plus, elle diminuerait significativement les risques de malformations durant le premier trimestre de grossesse. Mais avant cela, privilégiez l'apport alimentaire : boudin noir, foies d'animaux, légumineuses (lentilles vertes…), oléagineux (amandes, noix, noisettes…), légumes et aromates de couleur verte (épinards, salade, oseille, persil…), jaune d'œuf biologique et fromages bleus.

5. **Des protéines variées de qualité :** pour fabriquer une maison, il faut des briques ; pour fabriquer un embryon, il faut des protéines. Et pour mettre toutes les chances de votre côté, variez-les (viandes, œufs, poissons, laitages, légumineuses…), tout en veillant sur leur qualité, afin d'optimiser la conception et plus tard le développement du fœtus.

6. **Plus de nutriments de la mer :** le zinc et l'iode joueraient un rôle primordial dans la conception, aussi bien chez la femme (l'iode améliore l'ovulation) que chez l'homme (le zinc améliore la qualité du sperme). Il est donc important de favoriser la consommation d'aliments riches en zinc et en iode pour les deux futurs parents. Vous en trouverez dans les fruits de mer, les poissons de mer, le sel iodé et les algues de mer.

7. **Le moins raffiné possible :** les produits bruts restent les plus adaptés à notre organisme d'être humain. Plus les produits sont transformés ou raffinés, moins ils contiennent de nutriments naturels, et plus seront ajoutés des ingrédients indésirables à notre organisme et à une procréation (sel, sucre et sirop industriels, mauvaises graisses…). Attention, même issus de l'agriculture biologique, les aliments transformés ou raffinés peuvent contenir ces substances indésirables. Prenez donc l'habitude de lire les étiquettes et de cuisiner vous-même, puis continuez à le faire lorsque vous préparerez les repas de votre enfant.

8. **Le moins de sucre possible :** sans le savoir, nous consommons des quantités de sucre astronomiques. Évidemment, l'idée n'est pas d'arrêter complètement

tous les glucides, mais de préférer les sucres et les aliments à index glycémique bas. Exit donc les bonbons, les pâtisseries et les gâteaux industriels, le chocolat au lait ou blanc, le pain blanc et les autres produits à base de céréales blanches, les céréales raffinées du petit-déjeuner, etc. Préférez les produits céréaliers complets ou semi-complets.

9. **Toujours bien mastiquer :** il y a des dizaines de raisons de bien mastiquer, mais pour favoriser une grossesse, la principale sera de broyer les aliments afin d'assimiler un maximum de nutriments.

▸ **Vous trouverez plus d'informations à ce sujet dans mon livre** *Brûler les graisses durablement,* **publié aux Éditions Jouvence.**

PENDANT LA GROSSESSE : NEUF MOIS POUR PRENDRE SOIN DE VOUS

En plus de vos bonnes habitudes alimentaires mises en place pour la conception, il est nécessaire de favoriser certains nutriments et de savoir dans quels aliments les trouver.

1. **Plaisir, calme et joie à table :** le plaisir alimentaire doit être la base de toute approche nutritionnelle. Il est normal, naturel et nécessaire. Adoptez une démarche où vous écoutez votre corps, mais sans en devenir l'esclave, afin de consommer la quantité d'aliments nécessaire. Si vous mangez « sur ordonnance », ce sera néfaste à votre conscientisation et votre assimilation des nutriments. Il s'agit en quelque sorte de dompter ce plaisir, et pour cela, de vous dire que vous allez apprécier l'aliment et tant mieux. De plus, manger à table, dans un environnement joyeux et calme, que vous soyez seule ou avec d'autres personnes, permet également de mieux assimiler, votre cerveau étant complètement dédié à ce moment. Ainsi, vous serez dans un processus positif. Oubliez les dîners devant la télévision ou face à un écran d'ordinateur !

2. **Préférez les crudités et les « cuidités » :** je pense ici aux légumes et aux fruits biologiques crus et non à la viande, aux poissons ou aux fromages crus qui peuvent

apporter des microbes néfastes pendant la grossesse. La plupart des nutriments, et particulièrement les enzymes et les vitamines A, C et E sont détruites lors de la cuisson. Si consommer trop de crudités vous procure des ballonnements, vous pouvez manger des légumes biologiques crus, extraits en jus. Cela éliminera les fibres, mais vous permettra de garder les nutriments essentiels à votre vitalité et à celle de votre bébé. Vous pouvez aussi préparer les légumes en « cuidités », c'est-à-dire à peine cuits à la vapeur douce pour garder le croquant et le taux maximum des bons nutriments, surtout si vous n'êtes pas immunisée contre la toxoplasmose (voir p. 26). À l'inverse, frire ou griller les aliments va développer des substances potentiellement dangereuses pour votre santé. Alors, surveillez vos cuissons !

3. **Aimez les fibres de qualité :** les légumes et les fruits biologiques consommés quotidiennement, voire à chaque repas, permettent de soulager le transit. Pensez à bien les laver et à garder la peau, car l'épluchage élimine 25 à 30 % des vitamines et minéraux. Mais cela ne suffit pas : pour éviter les coups de fatigue dans la journée, il faut les associer avec des féculents. Les meilleures sources de fibres sont dans les céréales semi-complètes ou complètes, en privilégiant le riz, le millet, le quinoa, le sarrasin (ou blé noir), le seigle et l'avoine, dans les légumineuses (lentilles vertes, lentilles corail, pois chiches, haricots secs…) et dans les graines de lin.

▸ **Si vous n'êtes pas immunisée contre la toxoplasmose, lavez soigneusement les fruits et les légumes, puis épluchez-les (voir p. 27).**

4. **Adorez les oméga-3 :** ces fameux oméga-3, qui participent au développement du cerveau de votre bébé (voir p. 16), vous aideront aussi à perdre du poids après l'accouchement et diminuent les risques de *baby blues*. Le bon réflexe est de verser un filet d'huile biologique, de première pression à froid, de colza ou de lin ou de noix (de préférence) sur vos petits plats quotidiennement. Pensez à ne pas les faire

cuire et à les conserver au réfrigérateur après ouverture pour ne pas qu'elles rancissent. Ajoutez à vos habitudes alimentaires la consommation de poisson gras deux à trois fois par semaine (sardine, maquereau, hareng, saumon sauvage…).

5. **Retombez en enfance :** préparez-vous des collations ! L'idée n'est pas de manger plus, mais de fractionner vos repas. Enceinte, évitez de négliger le petit-déjeuner. Si les nausées ne donnent pas toujours envie de manger le matin, démarrez la journée avec un grand verre d'eau et si besoin, une petite tartine, type biscotte craquante, avant de poser le pied au sol. Le petit-déjeuner peut également être fractionné : vous pouvez, par exemple, manger un fruit et des oléagineux dans la matinée plutôt que pendant le premier repas. Dans le même esprit, privilégiez un déjeuner équilibré, puis autorisez-vous une pause saine et gourmande dans l'après-midi.

6. **Consommez du calcium assimilable :** le calcium aide au développement des os du squelette et des dents. Pour le bébé, il prévient aussi du rachitisme et pour la maman, de l'ostéoporose, de l'hypertension et des risques d'accouchement prématuré. Pendant les deux premiers trimestres, la maman va plutôt stocker le calcium et au troisième trimestre, le bébé va se servir. L'apport en calcium doit alors être accru. Même si vous entendez depuis des années que le calcium se trouve dans les produits laitiers, n'oubliez pas qu'il y a du calcium disponible (donc assimilable) dans d'autres aliments beaucoup plus digestes et moins nocifs pour le foie, déjà mis à rude épreuve durant la grossesse avec les changements hormonaux. Vous le trouverez essentiellement dans les amandes, les noix, les noisettes, les sardines (avec les arêtes surtout), les algues, le persil, le sésame, les épinards, les œufs…

7. **Buvez intelligemment :** toute la journée, essayez d'écouter votre corps pour boire la bonne quantité d'eau. Vous pouvez boire alternativement

des eaux de source peu minéralisées (Mont Roucous©, Montcalm©, Volvic©, Rosée de la Reine©…), des eaux filtrées et des tisanes de plantes. Toutefois, évitez de consommer des excitants comme le café ou le thé. La bonne quantité est environ cinq verres par jour. Bannissez les boissons sucrées (sodas et jus de fruits).

8. **Favorisez les légumes verts :** les légumes verts sont riches en vitamines B9 (acide folique) indispensables pour accompagner la transformation de votre organisme et la bonne croissance de votre bébé. La chlorophylle qu'ils contiennent vous assure également une meilleure digestion.

9. **Trouvez du magnésium quotidiennement :** on pense souvent à cet oligoélément en cas de stress ou de fatigue, mais c'est un nutriment qui intervient dans plus de trois cents actions métaboliques. Pour la grossesse, il est essentiel, entre autres, pour éviter les hausses de tension artérielle, les accouchements prématurés mais aussi pour améliorer le transit ainsi que le sommeil. Il a aussi une action positive sur la croissance de votre bébé. Toutefois, le magnésium ne se stocke pas : il faut donc en avoir un apport quotidien dans votre alimentation. Vous le trouverez notamment dans les amandes et autres oléagineux, type noisettes et noix, le cacao cru, les légumes à feuilles vertes, les produits de la mer, notamment les algues et les crustacés, les céréales biologiques complètes et les graines germées.

UN MODE DE VIE PLUS SAIN : NEUF ASTUCES EN PLUS

1. **Halte aux poisons :** même si cela est valable bien avant la conception, il est désormais impératif que vous arrêtiez totalement le tabac et l'alcool. Le tabac est terriblement nocif pour le fœtus. Les femmes qui arrêtent de fumer avant ou pendant le premier trimestre de leur grossesse peuvent réduire le risque d'avoir un enfant avec une insuffisance pondérale à la naissance (au même niveau qu'une non-fumeuse). Les effets de l'alcool pendant la grossesse peuvent se manifester par un retard de croissance, des anomalies faciales, des malformations et des atteintes cérébrales.

▸ **Si vous avez des difficultés à arrêter votre consommation de tabac et d'alcool, ou d'autres produits toxiques, n'hésitez pas à consulter des professionnels de la santé qui sauront vous aider et vous accompagner.**

2. **Attention aux perturbateurs endocriniens :** chez la femme enceinte, les polluants même à faible dose, traversent la barrière placentaire et sont retrouvés dans le sang du cordon et le lait maternel. Cette contamination fœtale peut modifier l'expression des gènes du fœtus et conduire au développement de maladies à l'âge adulte. Pour les éviter, soyez attentives aux composants de vos produits d'hygiène et bannissez ceux qui contiennent parabènes, silicones, phtalates, phénoxyéthanols, triclosans, alkylphénols, résorcinols, filtres chimiques à UV, lilial… Privilégiez les aliments bio pour éviter les pesticides et les dioxines. Choisissez soigneusement vos contenants alimentaires en limitant les récipients en plastique. Si vous en avez, ne les chauffez surtout pas. Pour les assiettes et les plats, privilégiez la céramique ou le verre. Remplacez les poêles à fond antiadhésif par des poêles en inox et excluez définitivement les conserves qui, pour certaines, contiennent encore du bisphénol A. Aérez votre maison régulièrement, faites la chasse aux moutons dans lesquels les toxiques s'accumulent et limitez les parfums d'intérieur. Inspectez vos produits d'entretien, car ces derniers polluent l'intérieur des maisons et contiennent beaucoup de perturbateurs endocriniens.

Optez pour des produits naturels comme le vinaigre blanc, le savon noir et le bicarbonate alimentaire. Ils nettoient parfaitement et à moindre coût. Enfin, pendant votre grossesse, évitez les travaux de bricolage qui peuvent nécessiter la manipulation des produits toxiques.

3. **Fuyez les mauvaises langues :** il existe un drôle de phénomène quand on est enceinte : les gens, particulièrement les femmes, n'ont de cesse de nous raconter des histoires affreuses de grossesses à risque ou de mauvaises expériences d'accouchement… Fuyez ces personnes comme la peste ! Et faites de même pour les fameux « conseils de grand-mère » sur ce que vous devez manger ou non. N'oubliez pas que les femmes accouchent depuis la nuit des temps et qu'aujourd'hui, les « mauvaises expériences » sont rares. Ne pensez donc qu'à votre jolie aventure.

4. **Limitez la technologie :** autant que possible dans cet environnement ultra-connecté, évitez au maximum le wifi, l'utilisation du téléphone portable, des tablettes et des ordinateurs connectés, et éloignez-les de votre ventre. Plusieurs études scientifiques, notamment le rapport « Bioinitiative » de 2012, ont prouvé que l'exposition aux ondes des téléphones et des technologies sans fil altère le développement cérébral des fœtus et des nouveau-nés. Sans compter que prendre vos repas dans le calme, à table, sans écran, est encore la meilleure manière de manger en conscience.

5. **Bougez :** si le poids ne doit pas être une obsession, prenez néanmoins en compte que plus vous bougez, plus vous pouvez manger sans culpabiliser. Et ce n'est pas parce que vous êtes enceinte que vous n'avez plus le droit de rien faire, bien au contraire. Conservez une activité physique régulière. Assurez-vous auprès d'un professionnel de la santé que vous effectuez une activité qui soit adaptée à votre santé et à votre alimentation.

6. **Faites-vous plaisir :** profitez pleinement de cette période. Si personne n'y pense pour vous, offrez-vous des soins « cocooning » adaptés à la grossesse (massage, yoga, méditation, etc.). Une maman zen aura un enfant zen ! Cela peut aussi être l'occasion de participer à des ateliers cuisine afin d'optimiser votre organisation en termes notamment d'alimentation quand votre bébé sera là. Il existe maintenant des cours alliant plaisir alimentaire et santé afin de prendre de bonnes habitudes nutritionnelles avant même la naissance.

7. **Cultivez-vous :** l'alimentation nourrit le corps, mais la culture nourrit l'esprit. En plus de bien manger, n'hésitez pas à sortir pour vous cultiver, mais surtout pour nourrir votre esprit et vous apporter de la sérénité. Tout est bon : expos, musées, etc.

8. **Oxygénez-vous :** prendre ses repas au calme, c'est bien, mais manger à l'extérieur dans la nature peut aussi être une expérience sensorielle agréable. Pensez à aller marcher dans la nature, en forêt ou même dans un petit parc, à la mer ou à la montagne, pour une pause-collation ou un repas entier. En plus, cela vous ressourcera, autant vous que votre bébé.

9. **Dormez :** vous êtes fatiguée pendant la journée ? N'hésitez pas à faire une sieste. Dans la mesure du possible, voyez avec votre employeur si vous pouvez aménager vos horaires, en prenant en compte votre rythme (si vous êtes plutôt du soir ou du matin), afin d'optimiser au mieux votre sommeil.

▸ **Si vous êtes fatiguée juste après les repas, peut-être est-ce dû au fait que vous mangez trop ? Ou mal ? Interrogez-vous sur ce point et n'hésitez pas à en parler à votre naturopathe.**

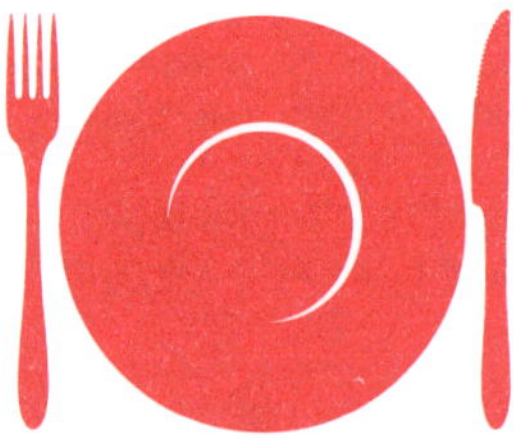

Non à la listériose et à la toxoplasmose

QU'EST-CE QUE LA LISTÉRIOSE ?

La listériose est une maladie infectieuse qui est due à la *Listeria monocytogenes.* Cette bactérie se trouve partout dans l'environnement : terre, eaux, végétaux, animaux. Elle est plus fréquente dans les régions humides. Heureusement, elle est détruite à la cuisson, mais elle peut survivre 30 minutes à 60 °C et peut donc échapper à une pasteurisation ou à une cuisson insuffisante. Les aliments vecteurs sont très nombreux, et d'autant plus difficiles à détecter que la durée d'incubation est de vingt-quatre à trente jours en moyenne chez l'homme. Chez un être humain en bonne santé, cette bactérie peut être complètement silencieuse ou se manifester par des symptômes d'état grippal. Dans de très rares cas, elle peut aussi présenter des symptômes de septicémie ou neuro-meningés avec des évolutions souvent sévères comme des paralysies ou troubles de l'équilibre par exemple. Certaines personnes, plus fragiles ou immunodéprimées, ont plus de risques de les développer.

La listériose et la grossesse

La listériose devient une maladie infectieuse particulièrement grave en cas de grossesse, surtout pour le fœtus. En effet, cette bactérie peut entraîner des fausses couches, des prématurités et des mortinatalités. De plus, à la naissance, elle peut entraîner des séquelles neurologiques, des manifestations pulmonaires ou des septicémies.

▶ **En cas de symptômes grippaux avec une fièvre légère (38 à 38,5 °C), parlez-en à votre médecin afin qu'il pratique un examen clinique et vous prescrive, si besoin, un traitement adapté.**

Heureusement, même si le risque zéro n'existe jamais, un bon respect de la chaîne alimentaire et des règles d'hygiène permet d'éviter cette maladie.

Consignes pour la listériose

Les aliments à éviter

- Les fromages au lait cru, les bleus ou persillés : ne consommez pas les croûtes.
- Les charcuteries cuites vendues à la coupe : pâtés, rillettes, produits en gelée, foie gras…
- Les viandes, les poissons et les coquillages crus.

Les règles d'hygiène alimentaire à respecter

- Cuisez suffisamment les aliments d'origine animale (viande, poisson, etc.).
- Lavez soigneusement les légumes crus et les herbes.
- Lavez-vous soigneusement les mains et nettoyez tous les instruments (couteaux, planches, ustensiles…) utilisés après manipulation d'aliments crus.
- Séparez dans le réfrigérateur les viandes et les poissons non cuits des légumes ou des aliments cuits, prêts à être consommés.
- Nettoyez régulièrement votre réfrigérateur avec du vinaigre blanc.

QU'EST-CE QUE LA TOXOPLASMOSE ?

La toxoplasmose est une maladie due au *Toxoplasma gondii*. C'est certainement le parasite le plus répandu au monde. Dans la grande majorité des cas, la primo-infection de toxoplasmose est silencieuse. C'est seulement a posteriori, en général lors d'un test sanguin, que l'on découvre que l'on est séronégatif ou séropositif à cette affection.

La toxoplasmose et la grossesse

En France, des examens sérologiques sont obligatoires : en cas de mariage, par exemple, le sérodiagnostic fait partie des prérequis prénuptiaux. Il est effectué sur prescription médicale en tout début de grossesse. Si vous êtes séropositive à la toxoplasmose, vous avez déjà été en contact avec le parasite et vous êtes donc immunisée, car votre corps a développé des anticorps efficaces. Si vous êtes séronégative, vous pouvez éventuellement être contaminée par cette affection. Dans ce cas, votre médecin vous fera passer un test sanguin mensuel ainsi qu'un autre au moment de la naissance.

Ce parasite peut contaminer l'être humain de deux manières : par les déjections des chats (avant de chasser votre chat, vérifiez si vous êtes immunisée ou non !) ou par l'alimentation (on peut trouver le parasite dans la viande ou le poisson insuffisamment cuit ou les légumes qui ne sont pas assez lavés et/ou cuits).

▶ **Si vous avez un chat et que vous n'êtes pas immunisée (séronégative), la seule contrainte sera de faire nettoyer sa litière par quelqu'un d'autre ou bien de le faire avec des gants. Évitez également de garder la litière dans la cuisine ou à proximité de tout aliment. Enfin, ne caressez pas les chats que vous ne connaissez pas.**

Consignes pour la toxoplasmose

Les aliments à éviter

- Ne consommez pas de viande ou de poisson cru. Si vous ne pouvez vraiment pas vous en passer, congelez-les avant consommation afin de tuer le parasite si besoin. N'en mangez surtout pas à l'extérieur.
- Lavez soigneusement et épluchez si besoin les légumes et les fruits qui seront consommés crus. Si vous les mangez cuits, cuisez-les suffisamment. Laissez-les tremper, si nécessaire, dans du vinaigre blanc avant de les rincer et éventuellement de les éplucher. Vous pouvez aussi manger uniquement des légumes surgelés, car le parasite ne survit pas à la surgélation.

Les règles préventives

- Favoriser la rencontre des petites filles avec les chats afin de les immuniser jeunes.
- Consommer de la viande crue ou peu cuite enfant.
- S'occuper du potager et mettre les mains dans la terre dès le plus jeune âge.

SI VOUS ÊTES VÉGÉTARIENNE OU VÉGÉTALIENNE

Le **végétarisme** est un régime alimentaire qui consiste à supprimer de son alimentation toutes les viandes et tous les poissons. Les produits animaux comme les produits laitiers (yaourt, crème, fromage, etc.) et les œufs sont toujours consommés. Dans ce cas, votre équilibre nutritionnel étant respecté, il n'y aura aucune précaution supplémentaire à prendre pendant votre grossesse.

Le **végétalisme** est un régime alimentaire qui consiste à retirer de son alimentation tout ce qui provient des animaux, c'est-à-dire les viandes et les poissons, mais également les crustacés, les coquillages, les œufs, les produits laitiers et le miel. Si vous suivez ce régime alimentaire depuis longtemps en prenant soit d'équilibrer vos apports alimentaires sans provoquer de carences nutritionnelles et/ou de soucis de santé, cela ne posera pas de problèmes. De plus, il n'est pas utile de changer vos convictions qui doivent absolument être respectées.

Cependant, la sagesse voudrait que vous suiviez ces conseils :

- effectuez, avec votre médecin, un bilan biologique complet dès le début de votre grossesse, et si possible avant la conception ;
- prenez soin de bien aménager vos apports alimentaires sur maximum vingt-quatre heures afin d'optimiser vos besoins et ceux de votre bébé.

▸ **Si vous ne l'avez pas encore fait, consultez votre médecin et/ou votre naturopathe spécialisé pour envisager une supplémentation nutritionnelle, notamment en vitamine B12.**

Ces conseils sont bien sûr à appliquer également au moment de l'allaitement et idéalement tout au long de votre vie !

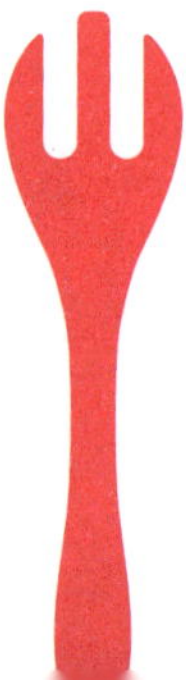

SOYEZ ZEN PAR RAPPORT À LA PRISE DE POIDS !

Il est normal de grossir de façon régulière et progressive durant votre grossesse. Souvenez-vous de l'adage « mangez deux fois mieux et non deux fois plus », mais ne soyez pas trop stressée à ce sujet. Là encore, fractionner vos repas vous aidera.

Si la prise de poids vous inquiète vraiment, comprenez et prenez en compte les enjeux du métabolisme calorique de la grossesse. Le but de l'alimentation par rapport aux besoins énergétiques pendant la grossesse doit répondre à deux critères :

- assurer à l'enfant un développement convenable et ainsi éviter le risque d'insuffisance de poids (hypotrophie) ou a contrario, d'excès de poids (macrosomie) ;
- éviter à la mère une dénutrition métabolique ou bien une obésité post-grossesse.

Il ne faut pas non plus oublier que nous sommes toutes différentes et que même entre deux grossesses notre corps change !
La recommandation très classique d'une prise de poids de 12 kg par grossesse n'a donc que très peu de valeur générale. Il convient d'adapter vos prises alimentaires en fonction de vos envies, de vos besoins et de votre constitution.

▸ **Votre médecin et/ou naturopathe seront les mieux placés pour vous aider dans cette démarche.**

Après la naissance de votre enfant, prenez également du temps et du recul par rapport à votre poids. Comme je le raconte dans mon livre *Les régimes, c'est fini !* publié aux Éditions Jouvence, il m'a fallu deux ans pour retrouver un corps et un poids qui me satisfassent après mes grossesses.

Aliments végétaux et leurs nutriments

Aliments (bio)	Vitamines, minéraux et autres
Abricot	A
Amande sèche	E
Ananas frais	C
Artichaut	B9
Asperge	B1, B2, B3, B9, C, E, magnésium
Betterave crue	B9
B(l)ette	B1, B2, C, calcium, magnésium, fer
Blé germé	Magnésium
Brocoli	B1, B2, B3, B6, B9, C, A, calcium, magnésium, fer
Carotte	B6, A (bêtacarotène), chrome
Cassis	C
Céleri feuille	B9, E, calcium, magnésium
Cerfeuil	B9, C
Champignon	B1, B2, B3, fer, cuivre
Chicorée frisée	B9, A, magnésium, fer
Chou de Bruxelles	B6, C
Chou fermenté/choucroute	B6, C
Chou rouge	B6, C
Chou vert	B6, C, A, E, chrome
Chou-fleur	B1, B6, B9, C, magnésium

Aliments (bio)	Vitamines, minéraux et autres
Citron	C
Coing	C
Concombre	C, A, magnésium
Courgette	B1, magnésium
Cresson	B1, B2, B6, B9, C, A, E, calcium, fer
Endive	B1, B2, B9, C, A, calcium, magnésium, fer
Épinard	B1, B2, B6, B9, C, A, E, magnésium, fer, chrome
Fenouil	B1, B9, C, A, E, calcium, fer
Fève fraîche	B1, C
Fraise	C
Framboise	C
Haricot blanc	B6
Haricot rouge	B1, magnésium
Haricot vert	B6, C, magnésium
Huile de colza	E, oméga-3
Huile de germe de blé	E, oméga-3, 6 et 9
Huile de lin	E, oméga-3
Huile de noix	E, oméga-3
Huile d'olive	E, oméga-6
Kiwi	C
Laitue	B1, B, B9, C, A, E, calcium, magnésium, chrome

Aliments (bio)	**Vitamines, minéraux et autres**
Litchi	C
Mâche	B6, B9, C, A, fer
Mandarine	C
Mangue	C, A
Melon	B9, C, A
Mûre	C, E
Myrtille	C
Navet	C
Oignon	Chrome, soufre
Orange	C
Pamplemousse	C
Persil	B9, C, A, calcium, fer
Petits pois frais	B1, B9
Pissenlit	B1, B9, C, A, E, calcium, magnésium, fer
Poireau	C
Poivron	B9, C, A
Radis	C, magnésium
Rhubarbe	C

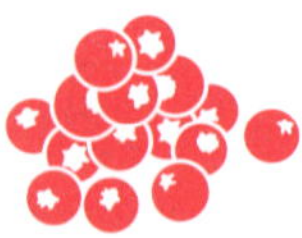

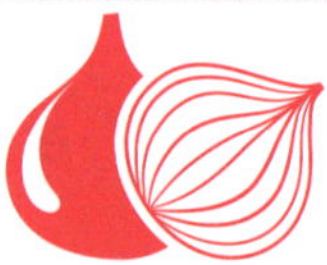

Aliments (bio)	Vitamines, minéraux et autres
Salsifis	E
Son de blé	B1, B3, B6, magnésium, zinc, cuivre
Tofu	Magnésium, fer
Tomate	B1, B6, C, A, magnésium, chrome

Aliments animaux et leurs nutriments

Aliments (bio)	Vitamines, minéraux et autres
Anguille	A, sélénium
Blanc d'œuf	B2
Bœuf (rumsteck)	B3, zinc
Cabillaud	Iode
Cantal	Zinc
Carrelet	B6
Cœur	B1, B2, B3, B12, fer
Colin	B12, iode, sélénium
Crabe	B12
Crevette grise	Iode
Églefin	Iode, sélénium
Espadon	B3
Flétan	B3, Iode
Foie	B2, B3, B6, B9, B12, fer, zinc, cuivre, sélénium

Aliments (bio)	Vitamines, minéraux et autres
Fromage blanc	B2, calcium
Hareng	B12, D, sélénium
Homard	Iode, Cuivre
Huître	B9, B12, fer, zinc, cuivre, sélénium
Jambon cuit	B6
Jaune d'œuf	B12, A, cuivre, sélénium
Lait (vache, chèvre, brebis)	B1, B2, calcium
Maquereau	B3, B12, D, sélénium
Morue	B12, sélénium
Moule	Fer, zinc, sélénium
Sardine	B12, D
Saumon	B12, D, sélénium
Sole	B6
Thon	B12, sélénium
Tomme (vache, chèvre, brebis)	Calcium
Turbot	B1
Veau (escalope)	Zinc
Volaille (blanc)	B1, B2, B6
Yaourt (vache, chèvre, brebis)	Calcium, iode

2nde partie

Recettes santé spécial grossesse

Petit-déjeuner

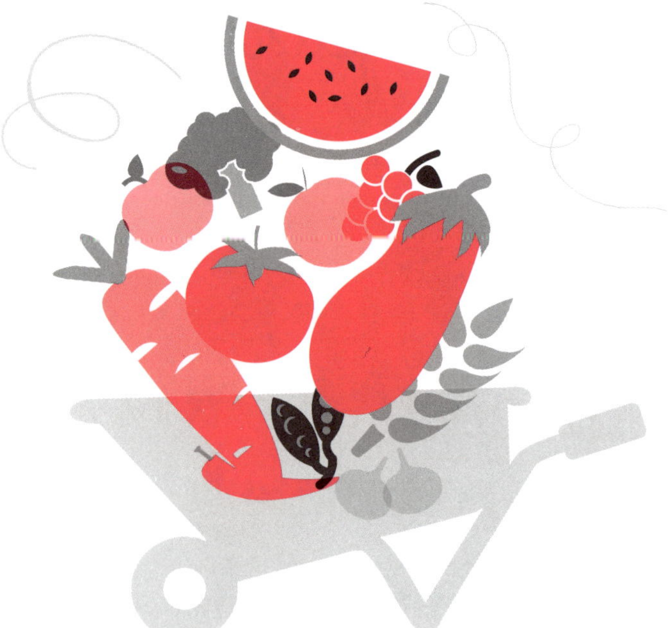

Avant de cuisiner...

Suivez les règles alimentaires de base spécial grossesse p. 26 et 27. De manière générale, lavez soigneusement et épluchez si besoin les légumes et les fruits qui seront consommés crus. Si vous les mangez cuits, cuisez-les suffisamment. Laissez-les tremper, si nécessaire, dans du vinaigre blanc avant de les rincer et éventuellement de les éplucher.

Tous les produits frais et secs que j'utilise sont issus de l'agriculture biologique. Toutes les huiles de mes recettes sont elles aussi biologiques, de première pression à froid. Le fait d'utiliser des produits issus de l'agriculture biologique est un choix de vie pour préserver notre environnement en tant qu'écocitoyenne, mais surtout pour prendre soin de notre santé : plus l'organisme consomme de produits chimiques (pesticides, insecticides et autres produits de conservation ou de transformation chimique ajoutés), plus notre corps va développer des réactions de défenses inappropriées (apparition de maladies chroniques, inflammatoires ou auto-immunes, altérations cérébrales, perturbations endocriniennes, etc.).

En outre, le goût des produits frais, de saison et biologiques est incomparable, car ils sont plus riches en nutriments (vitamines, oligoéléments, enzymes...) qui eux-mêmes apportent des saveurs. De ce fait, vous êtes plus vite rassasiée.

Le petit-déjeuner idéal

Enceinte, évitez de négliger le petit-déjeuner, qui vous apporte l'énergie nécessaire pour la matinée. Si les nausées ne vous donnent pas envie de manger le matin, démarrez la journée avec un grand verre d'eau et si besoin, une petite tartine avant de poser les pieds au sol. Essayez de ne pas mélanger les produits acides (jus de fruits ou fruits et laitages) avec des céréales/féculents (pain, céréales ou mueslis) au risque de faire fermenter le bol alimentaire et de provoquer des ballonnements. Vous pourrez fractionner ce repas, c'est-à-dire décaler la consommation du laitage ou du fruit dans la matinée.

Au lever : à jeun, réveillez votre système digestif doucement avec 1 verre d'eau chaude, non bouillante, puis buvez un autre verre ou demi-verre d'eau, tiède à chaude, mélangée au jus d'un demi ou d'un citron biologique entier.

Petit-déjeuner (à prendre seulement si vous avez faim) :
- du pain au petit épeautre ou à l'épeautre ou complet, avec 2 à 4 tranches de fromage pasteurisé de brebis ou de chèvre ou une purée d'oléagineux complète, sans sucre ajouté (d'amandes ou de noisettes, par exemple) ou une purée de fruits ou un peu de beurre de baratte ;
- ou des protéines au choix, seules ou mélangées : œufs (en omelette ou à la coque ou mollets nature ou additionnés de légumes, par exemple), poulet, poisson, légumineuses ;
- ou uniquement des fruits : en quantité indifférente, mais que vous mâcherez bien ;
- ou 1 bol de flocons d'avoine biologique et un jus végétal, non sucré, accompagnés d'un fromage blanc ou d'un yaourt de brebis ou de chèvre pasteurisé, non sucré.

Avocado toast

VÉGANE • SOURCE DE FIBRES, D'OMÉGA-3 ET DE VITAMINE C

- 2 grandes tranches de pain complet ou intégral au levain
- 1 gros avocat bien mûr, pelé et dénoyauté
- 1 gousse d'ail, pelée et dégermée
- le jus d'1 citron vert
- quelques pincées de piment d'Espelette (facultatif)
- 1 poignée de jeunes pousses de pourpier ou de graines germées d'alfalfa

Préparation 10 min
Cuisson environ 2 min

Pour 2 personnes

Variante en +

Pour un petit-déjeuner plus complet, ajoutez un œuf poché, mollet ou au plat avant de disposer les jeunes pousses. Le pourpier a été, à tort, considéré longtemps comme une « mauvaise herbe ». Il fait son grand retour pour notre plus grand plaisir gustatif et nutritionnel : c'est l'une des seules herbes contenant des oméga-3 et très riche en vitamine C.

1. Toastez les tranches de pain au grille-pain ou au four.

2. Coupez l'avocat en fines tranches. Coupez l'ail en deux.

3. Frottez les tranches de pain avec l'ail. Répartissez délicatement les tranches d'avocat sur le pain. Arrosez-les du jus du citron et saupoudrez-les de piment d'Espelette.

4. Parsemez sur l'avocat des jeunes pousses ou des graines germées. Dégustez aussitôt.

Miam-ô-Fruit

RICHE EN VITAMINES, EN MINÉRAUX ET EN FIBRES • SANS LACTOSE • SANS GLUTEN

- 2 cuil. à soupe d'un mélange de graines de lin et de sésame
- 1/2 banane, pelée
- 2 cuil. à soupe d'huile de colza, de noix ou de lin
- 1 cuil. à soupe d'un mélange d'oléagineux nature, non salés et non broyés (tournesol, amandes, noix, noix du Brésil, noix de cajou, noisettes, etc.).
- le jus d'1/2 citron, fraîchement pressé (environ 2 cuil. à café)
- fruits frais de saison (sauf orange, pamplemousse, pastèque, melon et fruits secs), coupés en petits morceaux

Astuce en +

Les graines broyées doivent être conservées, en bocaux, dans le bas du réfrigérateur, une semaine maximum. Mastiquez et insalivez longuement, par petites bouchées, pour fabriquer les bonnes graisses essentielles au développement de vos cellules et de celles de votre bébé. Vous pouvez mixer tous les ingrédients, avec un peu d'eau, pour obtenir un smoothie à déguster à la paille.

À préparer la veille
Préparation 10 min

Pour 1 personne

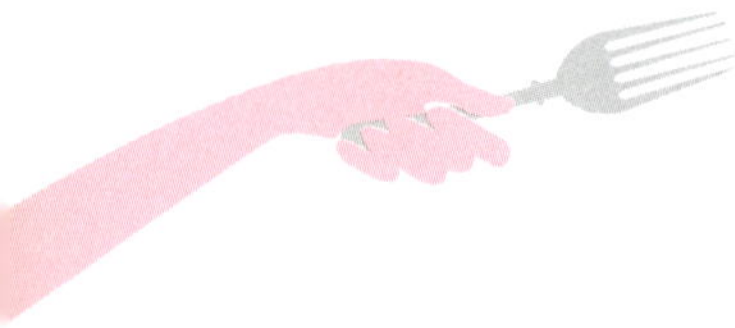

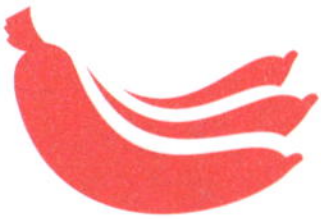

1. La veille au soir, faites tremper dans de l'eau de source le mélange de graines de lin et de sésame.

2. Le lendemain, égouttez-les et retirez la peau des graines quand c'est possible. Broyez très finement les graines.

3. Dans un bol, écrasez à la fourchette la demi-banane jusqu'à obtention d'une purée parfaitement lisse.

4. Versez sur la purée de banane l'huile de votre choix et émulsionnez le tout comme une mayonnaise (l'huile doit disparaître).

5. Ajoutez le mélange de graines et d'oléagineux, puis le jus du demi-citron.

6. Disposez trois sortes de fruits frais de saison. Votre assiette doit être belle et appétissante !

Porridge aux graines de chia à l'indienne

VÉGANE • SOURCE D'OMÉGA-3, DE FIBRES ET DE VITAMINE B9

Atout santé en +

Les épices stimulent et contrôlent l'appareil digestif. Pendant la grossesse, les graines de chia ont l'avantage d'être très riches en oméga-3 et en fibres solubles et d'être une bonne source de minéraux. Vous pouvez mettre les graines et les flocons d'avoine à gonfler la veille au soir dans le jus végétal épicé, à température ambiante.

Préparation 5 min
Infusion 3 min minimum
Repos 30 min à 1 h

Pour 1 personne

- 20 cl de jus végétal de riz ou d'avoine ou d'amande, sans sucre ajouté
- 1/2 cuil. à café rase de cardamome en poudre
- 1 pincée de poivre noir
- 1/2 cuil. à café rase de curcuma en poudre
- 1/2 cuil. à café rase de gingembre en poudre
- 1/2 cuil. à café rase de cannelle en poudre
- 1 cuil. à soupe de flocons d'avoine
- 2 cuil. à soupe rases de graines de chia

1. Faites chauffer le jus végétal dans une casserole avec les épices et les flocons d'avoine jusqu'à ébullition, puis éteignez le feu. Laissez infuser, à couvert, au moins 3 minutes (selon votre goût).

2. Ajoutez les graines de chia en remuant environ 30 secondes afin que les graines ne se collent pas entre elles.

3. Laissez gonfler les graines pendant 30 minutes à 1 heure jusqu'à obtention d'une texture plus épaisse. Consommez froid ou tiède selon votre goût.

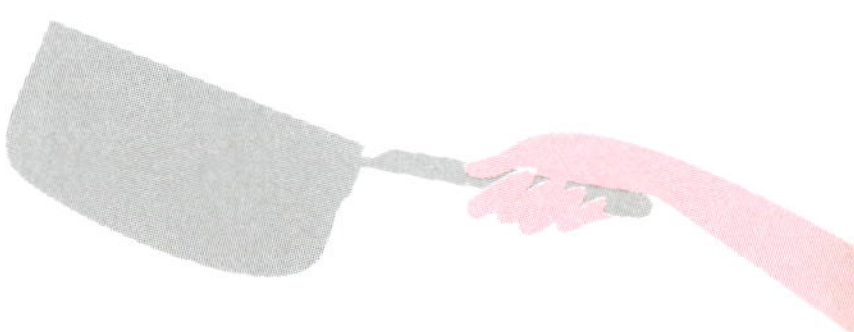

Granola maison au lait végétal

RICHE EN MAGNÉSIUM • SOURCE D'OMÉGA-3 • RASSASIANT

Variante en +

Vous pouvez ajouter des copeaux de chocolat à 70 % minimum de cacao, des fruits secs, d'autres graines ou épices (avant la cuisson au four), des zestes mais aussi des fruits frais (sauf les agrumes, le melon et la pastèque) ou des légumes juste avant de déguster.

Préparation 8 min
Cuisson environ 35 min

Pour 1 grand bocal en verre

- 50 g de noix de pécan ou de Grenoble ou un mélange des deux, décortiquées
- 50 g d'amandes effilées ou concassées
- 200 g de flocons d'avoine ou de petit épeautre ou de sarrasin ou un mélange des trois
- 1 cuil. à café de graines de lin dorées
- 1 cuil. à café de graines de courge
- 1/2 cuil. à café rase de cannelle en poudre
- 1 cuil. à café rase de vanille en poudre
- 1 pincée de fleur de sel
- 2 cuil. à soupe d'huile de coco
- 2 cuil. à soupe de sirop d'érable (pas de miel, car il ne supporte pas la cuisson)

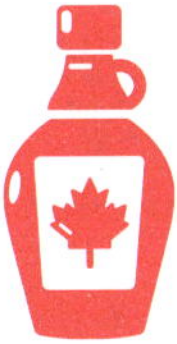

1. Préchauffez le four à 160 °C (th. 5-6). Concassez grossièrement les noix et les amandes si besoin.

2. Dans un saladier, mélangez les flocons d'avoine, les noix, les amandes, les graines de lin et de courge, la cannelle, la vanille et la fleur de sel.

3. Chauffez doucement dans une casserole l'huile de coco et le sirop d'érable pour les liquéfier. Versez l'huile et le sirop d'érable fondus dans le saladier et mélangez bien de façon à bien enrober tous les ingrédients secs.

4. Étalez la préparation sur une plaque recouverte de papier cuisson. Enfournez 30 minutes. Mélangez au bout de 15 minutes et à la fin de la cuisson.

5. Si vous ne trouvez pas le granola assez doré à votre goût, poursuivez un peu la cuisson. Il peut être consommé tiède à la sortie du four ou être versé dans un bocal hermétique en verre afin de le conserver jusqu'à plusieurs semaines. Dégustez-le seul ou avec du jus végétal (amande, avoine, riz, noisette...), froid ou chauffé, sans sucre ajouté.

Pancakes légers à la farine de pois chiche

VÉGANE • SANS GLUTEN

Atout santé en +

La farine sans gluten permet une digestion plus fluide et évite les ballonnements et autres soucis digestifs fréquents pendant la grossesse. Pour une version très équilibrée de ces pancakes, recouvrez-les de fruits frais et éventuellement d'un peu de miel ou de sirop d'érable, ou de fromage frais (brebis ou chèvre) et de quelques légumes croquants.

- 100 g de farine de riz semi-complet
- 25 g de farine de pois chiche
- 1 cuil. à soupe de sucre intégral ou rapadura
- 1 pincée de bicarbonate alimentaire
- 25 cl de jus végétal d'avoine ou de riz, sans sucre ajouté
- les graines d'1 gousse de vanille
- 1 cuil. à soupe d'huile d'olive

Préparation 5 min
Cuisson environ 10 min

Pour 4 à 5 pancakes

1. Dans un bol, mélangez les farines de riz et de pois chiche, le sucre et le bicarbonate.

2. Formez un puits au centre et versez petit à petit le jus végétal. Ajoutez les graines de vanille et un filet fin d'huile d'olive.

3. Dans une poêle chaude, chauffez le reste d'huile d'olive. Versez la quantité de pâte nécessaire pour un pancake et attendez que des bulles se forment à la surface pour le retourner.

4. Renouvelez l'opération pour les autres pancakes. Ils peuvent se garder 2 jours au réfrigérateur ou plusieurs semaines au congélateur. Il suffit alors de les réchauffer doucement à la poêle ou dans un grille-pain avant de les déguster.

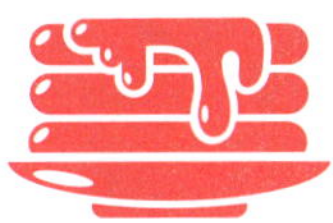

Salade à l'israélienne

SOURCE DE CALCIUM ET DE PHOSPHORE

Atout santé en +

Consommer des crudités dès le matin vous apportera des nutriments vivants pour optimiser votre forme. Vous pouvez ajouter des carottes râpées, du chou rouge ou blanc émincé finement, des radis coupés en dés, des bulbes de fenouil, des oignons verts ou de la ciboulette hachée. Assurez-vous que le halloumi est d'appellation contrôlée et donc composé de lait de chèvre et de brebis.

Préparation 15 min

Pour 2 personnes

- 1/2 citron juteux
- 1 tomate mûre et ferme, épépinée
- 2 petits concombres noa
- 1/2 poivron rouge, égrené
- 60 g de féta ou de halloumi, émietté ou coupé en dés
- 1 gousse d'ail, pelée et écrasée
- 1 poignée d'olives noires
- 1 pincée de cannelle
- 1 cuil. à soupe de tahin
- 1 cuil. à soupe d'huile d'olive
- 1 cuil. à soupe d'huile de noix
- 2 cuil. à soupe de persil et/ou de coriandre et/ou de menthe, fraîchement ciselés

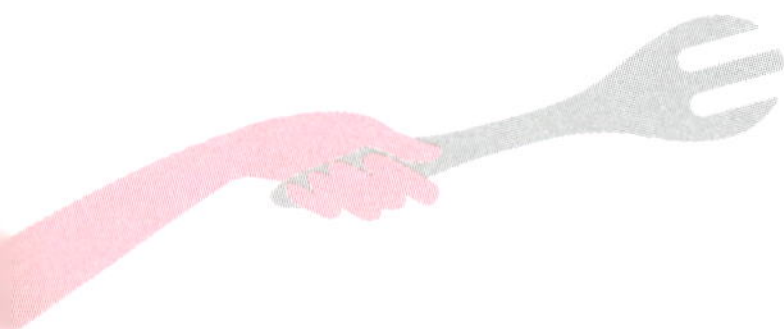

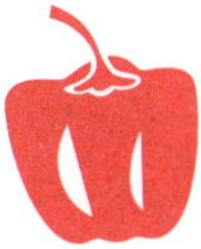

1. Pressez légèrement le jus du demi-citron, puis retirez les pépins, la peau et la pulpe blanche et hachez très finement la chair. Réservez dans un saladier.

2. Coupez la tomate, les concombres et le demi-poivron en dés. Ajoutez-les dans le saladier ainsi que tous les autres ingrédients.

3. Mélangez bien la salade. Goûtez et rectifiez si besoin l'assaisonnement. Servez aussitôt.

Riz au lait d'or

ANTI-INFLAMMATOIRE • RASSASIANT • FACILITE LA DIGESTION

Atout santé en +

Le curcuma est une épice idéale pour votre peau, le fonctionnement de votre foie et votre digestion. Vous pouvez préparer cette recette, qui est un dérivé de la boisson ayurvédique, le lait d'or (ou « rituel du soleil »), la veille et la réchauffer doucement.

Préparation 10 min
Cuisson environ 15 min

Pour 2 personnes

- 60 g de riz rond semi-complet
- 20 cl de jus végétal de riz ou d'avoine ou d'amande
- 1 bonne pincée de cardamome en poudre
- 1 cuil. à café de sucre de canne intégral ou de fleur de coco (facultatif)
- 1 bonne pincée de curcuma
- 5 cl de crème végétale d'amande ou de coco liquide
- 2 pincées de zeste d'orange et/ou de citron

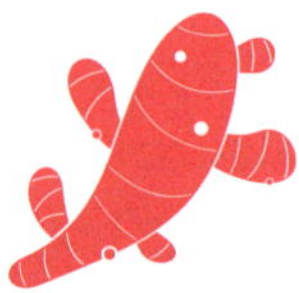

1. Versez dans une casserole le riz rond, le jus végétal, la cardamome et le sucre. Faites cuire, à feu doux, jusqu'à ce que le jus végétal soit complètement absorbé.

2. Hors du feu, saupoudrez de curcuma et incorporez la crème végétale et les zestes d'agrumes. Dégustez chaud ou froid selon votre goût.

Recettes santé spécial grossesse

Déjeuner

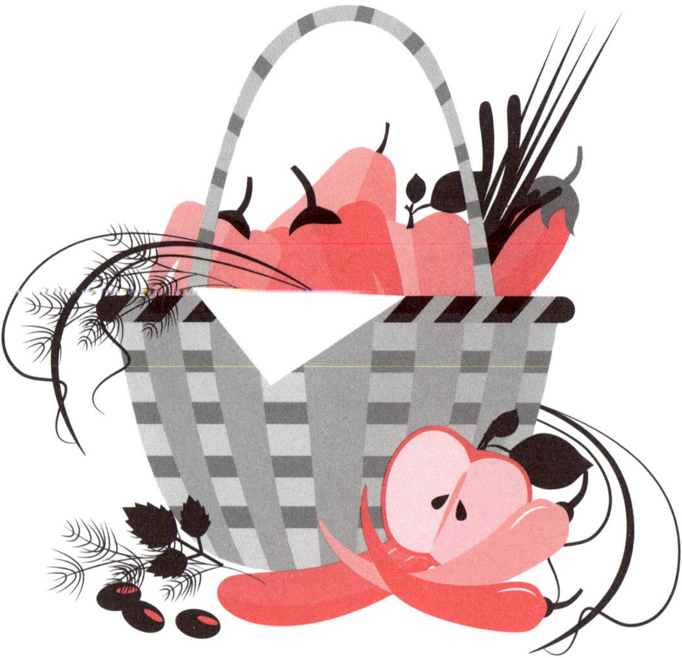

Le déjeuner idéal

Le déjeuner est le repas idéal de la journée pour consommer les protéines si essentielles à la grossesse. Pensez à varier les protéines végétales, comme les légumineuses, et animales au cours de la semaine.

Intégrez dans votre déjeuner quelques légumes crus ou à peine cuits pour préserver les vitamines, arrosés d'1 cuillerée à soupe d'huile de (de lin, de colza...), de première pression à froid, riche en oméga-3. Il existe dans les magasins biologiques des mélanges équilibrés d'huiles pour la grossesse. Quintesens©, marque je préconise, propose une huile alimentaire maman-bébé composée de cinq huiles végétales biologiques et d'huile marine pour vous apporter la bonne proportion d'oméga-3, 6, 9, de vitamine E et surtout de DHA dont vous avez besoin pendant votre grossesse.

Alternez :

- 1 portion (1/4 d'assiette) de protéines animales en privilégiant les poissons sauvages, frais et/ou surgelés, les petits poissons en boîte (sardines/maquereaux/harengs), les poulets ou les œufs biologiques ;
- 1 portion de protéines végétales (lentilles vertes ou corail, pois chiches, haricots secs blancs, rouges ou noirs, pois cassés, fèves...) ;
- les légumes cuits à volonté (au moins 1/2 assiette) ;
- selon votre faim, un peu (1/4) de féculents légers (riz semi-complet ou complet, sarrasin en grains ou en crêpes, quinoa, millet, pomme de terre vapeur, patate douce...).

Évitez les desserts, trop sucrés, même les fruits crus, à déguster plutôt hors repas, en collation.

Salade d'avocats au poulet et à la grenade

PROTÉINÉ • SOURCE DE MINÉRAUX

Atout santé en +

Ce plat complet vous apportera un bon équilibre entre protéines et minéraux. Pour apporter plus de fibres, vous pouvez servir cette salade avec une belle tranche de pain complet ou intégral au levain.

Préparation 10 min
Cuisson 15 min

Pour 2 personnes

- 2 blancs de poulet, sans la peau
- 1 cuil. à soupe d'huile d'olive
- 2 cœurs de laitues ou 2 sucrines
- 2 avocats, pelés et dénoyautés
- un peu de jus de citron
- 1 petite carotte
- 2 cuil. à soupe de graines de grenade
- quelques feuilles de menthe, fraîchement ciselées

Pour la vinaigrette

- 1/2 cuil. à café de moutarde aux agrumes
- 1 cuil. à soupe de vinaigre de cidre
- 1 cuil. à soupe d'un mélange d'huile d'olive et de colza

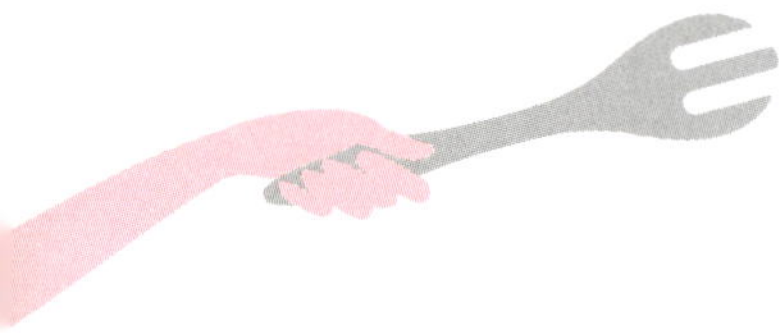

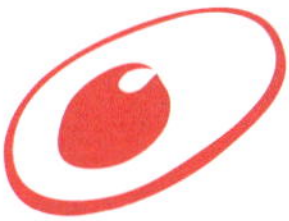

1. Préchauffez le four à 180 °C (th. 6). Enfournez les blancs de poulet et faites-les rôtir, arrosé d'huile d'olive pendant 15 minutes.

2. Sur chaque assiette, dressez un lit de feuilles de cœur de laitue ou de sucrine.

3. Coupez les avocats en lamelles et disposez-les sur la salade. Arrosez-les de quelques gouttes de jus citron pour éviter qu'elles ne noircissent. Râpez la carotte par-dessus. Parsemez de graines de grenade.

4. Préparez la vinaigrette : mélangez la moutarde aux agrumes avec le vinaigre de cidre, puis avec le mélange huile d'olive et de colza. Réservez.

5. Une fois le poulet cuit et refroidi, coupez-le en cubes ou en lamelles, puis disposez-le dans les assiettes. Arrosez de vinaigrette et parsemez de menthe ciselée. Dégustez aussitôt.

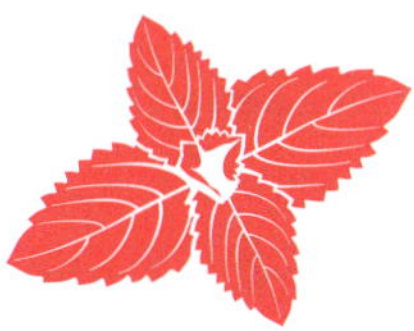

Salade complète de pois chiche

SOURCE DE FIBRES, DE PROTÉINES VÉGÉTALES ET ANIMALES LÉGÈRES

- 1 gousse d'ail, pelée et dégermée
- 1 petit oignon rouge, pelé
- 1 petite betterave crue
- 1 cuil. à soupe d'huile d'olive
- 2 cuil. à soupe de jus de citron
- 1 cuil. à soupe de persil, fraîchement ciselé
- 300 g pois chiches, cuits
- 75 g de féta, émiettée

Astuce en +

Si vous voulez utiliser des pois chiches secs, faites-les tremper une nuit dans l'eau froide. Egouttez-les, rincez-les, couvrez-les d'eau froide, puis portez-les à ébullition avec une pincée de bicarbonate. Laissez cuire jusqu'à ce qu'ils deviennent bien tendres (environ 20 minutes). Vous pouvez remplacer la betterave par des carottes, des concombres ou des courgettes crus.

Préparation 20 min

Pour 2 personnes

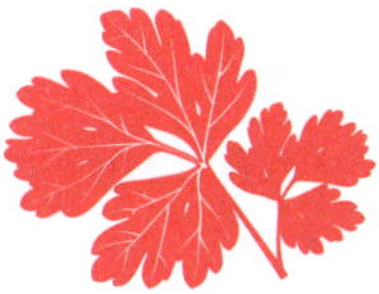

1. Émincez le plus finement possible la gousse d'ail et l'oignon rouge. Pelez si besoin et râpez la betterave crue.

2. Dans un saladier, émulsionnez l'huile d'olive et le jus de citron.

3. Ajoutez l'ail, l'oignon et le persil, puis incorporez les pois chiches cuits et refroidis ainsi que la betterave râpée et la fêta émiettée. Mélangez bien et rectifiez l'assaisonnement si besoin. Dégustez tiède ou bien frais selon votre goût.

Courgettes farcies aux volailles à l'indienne

PROTÉINÉ

- 4 courgettes rondes
- 60 g de riz semi-complet thaï ou basmati
- 2 filaments de safran
- huile d'olive
- 1 blanc de poulet, taillé très finement
- 1 escalope de dinde, taillée très finement
- 1 cuil. à café de curry
- 1 cuil. à café de coriandre, fraîchement ciselée
- 1 cuil. à café de persil, fraîchement ciselé
- 10 cl de crème d'avoine
- 1 cuil. à café de pecorino en poudre
- poivre du moulin

Variante en +

S'il vous reste de la garniture, mélangez-la avec 1 œuf cru battu et 1 cuillerée à soupe de farine de riz et réalisez des petites galettes légèrement grillées dans une poêle chaude. Dégustez-les avec une salade verte pour un menu complet. Vous pouvez remplacer les volailles par du tofu nature, préalablement mariné dans des épices, ou du tofu fumé. Le pecorino, à base de lait de brebis, est une bonne alternative au parmesan pendant votre grossesse.

Préparation 20 min
Cuisson environ 45 min

Pour 2 personnes

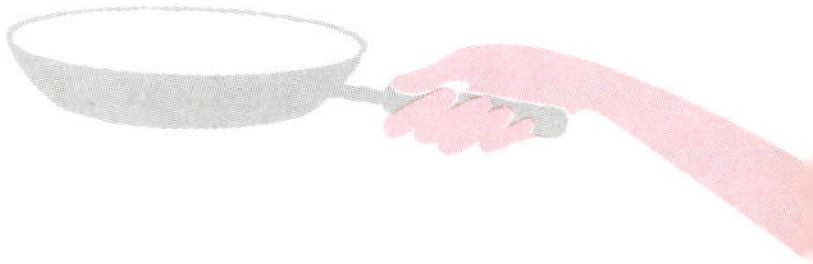

1. Préchauffez le four à 210 °C (th. 7). Coupez le chapeau des courgettes et évidez-les. Réduisez la chair en purée. Réservez.

2. Enfournez les courgettes 15 minutes dans un plat avec un fond d'eau.

3. Faites cuire le riz avec le safran selon les indications sur l'emballage.

4. Dans une poêle, faites revenir à l'huile d'olive le poulet et la dinde avec le curry et la purée de courgettes. En fin de cuisson, ajoutez la coriandre, le persil et la crème d'avoine. Poivrez selon votre goût.

5. Hors du feu, mélangez le tout avec le riz cuit. Garnissez généreusement les courgettes sorties du four avec le mélange et saupoudrez de pecorino.

6. Enfournez de nouveau les courgettes dans un plat avec un fond d'eau et les couvercles à côté pendant 20 minutes. Au moment de servir, placez les chapeaux sur les courgettes.

Fondue de poireaux et légumes verts aux maquereaux

VÉGANE • RICHE EN OMÉGA-3 ET EN FIBRES

Atout santé en +

Le maquereau est l'un des poissons les plus riches en oméga-3, précieux allié de la grossesse. Les poireaux, les haricots verts et les pois gourmands sont très riches en fibres. Vous pouvez ajouter quelques rondelles de carottes, préalablement cuites à la vapeur, pour apporter de la couleur.

Préparation 15 min
Cuisson environ 25 min

Pour 2 personnes

- 50 g de haricots verts, équeutés
- 50 g de pois gourmands
- 2 blancs de poireaux
- 1 cuil. à soupe d'huile d'olive
- 200 g de filets de maquereaux (frais ou surgelés)
- 5 cl de crème d'avoine
- sel, poivre du moulin

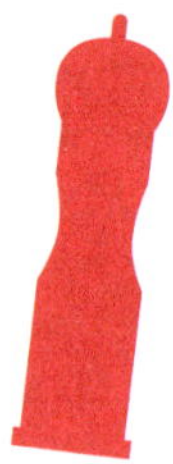

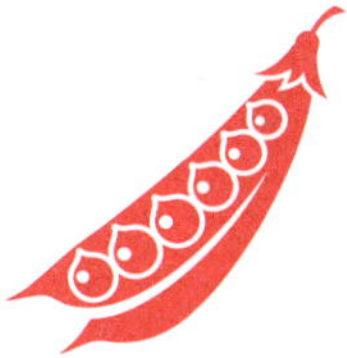

1. Dans une casserole d'eau bouillante salée, faites blanchir pendant 2 minutes séparément les haricots verts et les pois gourmands. Égouttez-les, puis débarrassez-les immédiatement dans de l'eau froide avec des glaçons pour stopper la cuisson et conserver leur couleur. Réservez.

2. Nettoyez bien les blancs de poireaux pour ôter toute la terre, puis émincez-les finement.

3. Dans une sauteuse, faites chauffer légèrement l'huile d'olive, puis faites fondre les poireaux, à couvert et à feu doux, environ 10 minutes.

4. Taillez les filets de maquereaux en tronçons.

5. Quand les poireaux sont bien tendres, ajoutez les maquereaux, du poivre et la crème d'avoine en filet. Prolongez la cuisson, à couvert, 5 à 10 minutes. Dressez dans des assiettes, puis ajoutez les haricots verts et les pois gourmands. Dégustez aussitôt.

Papillote de la mer et petits légumes

RICHE EN IODE ET EN SÉLÉNIUM • SOURCE D'OMÉGA-3

Atout santé en +

Les produits de la mer vous apporteront le sélénium et l'iode dont votre bébé et vous avez le plus besoin. Ces protéines sont beaucoup plus digestes que celles des produits carnés. N'hésitez pas à décliner cette recette avec d'autres poissons ou crustacés au gré de vos envies et des saisons, en préférant toujours les poissons sauvages.

Préparation 15 min
Cuisson 10 ou 20 min

Pour 2 personnes

- 2 carottes
- 1 courgette
- 1/2 branche de céleri
- 1/2 blanc de poireau
- 2 tomates cerises
- 80 g de dos de cabillaud
- 80 g de pavé de saumon sauvage
- 4 belles crevettes crues, décortiquées
- 1 échalote, pelée et ciselée
- 1 cuil. à café de romarin frais
- 1 cuil. à soupe de persil frais
- 2 cuil. à soupe d'huile d'olive

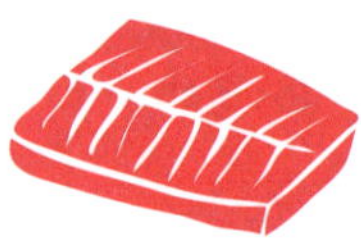

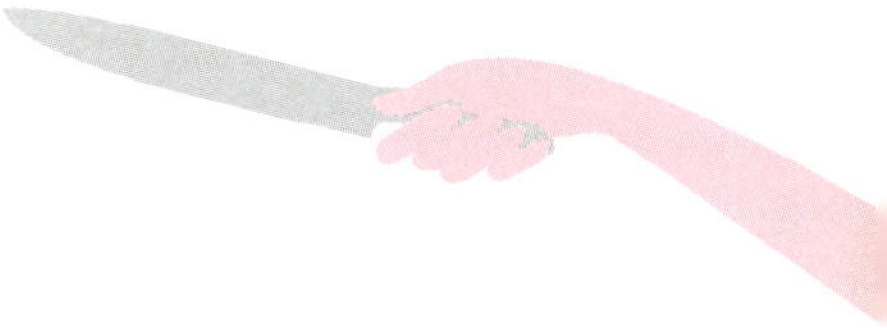

1. Coupez les carottes et la courgette en julienne, le céleri et le blanc de poireau en fins tronçons et les tomates cerises en quatre.

2. Préchauffez le four à 180 °C (th. 6) ou le cuit-vapeur. Détaillez le cabillaud et le saumon en cubes. Si besoin, enlevez l'intestin des crevettes décortiquées.

3. Sur une plaque de cuisson, répartissez dans deux feuilles de papier cuisson les légumes, les cubes de poisson et les crevettes. Recouvrez avec l'échalote, le romarin et le persil. Arrosez d'un filet d'huile olive, puis fermez les papillotes.

4. Enfournez environ 20 minutes ou cuisez-les à la vapeur environ 10 minutes.

5. Dégustez immédiatement, avec éventuellement un peu de riz semi-complet ou une pomme de terre vapeur.

Parmentier de canard

PROTÉINÉ • SOURCE DE VITAMINE B

Atout santé en ⊕

Le canard apporte presque autant de fer que la viande rouge, tout en étant assez peu gras et plus digeste. Il contient toutes les vitamines du groupe B, du zinc et du sélénium. Les aiguillettes et le filet sont les morceaux les plus maigres. Vous pouvez le remplacer par du seitan émincé.

- 300 g de pommes de terre, pelées
- 100 g de patate douce, pelée
- 1 oignon rouge, pelé
- 1 cuil. à soupe d'huile d'olive
- 200 g d'aiguillettes de canard, émincées
- 1 branche de thym
- 10 g de beurre de baratte
- 15 cl de crème d'avoine
- 1 pincée de noix de muscade
- sel

Préparation 35 min
Cuisson environ 50 min

Pour 2 personnes

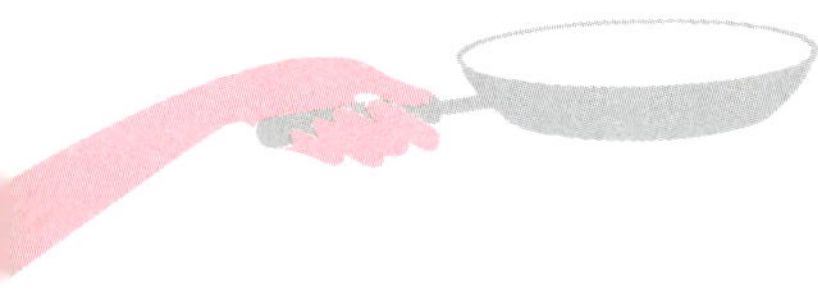

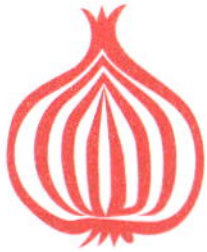

1. Préchauffez le four à 210 °C (th. 7). Dans une grande casserole d'eau salée, faites cuire les pommes de terre et la patate douce pendant environ 15 minutes.

2. Émincez l'oignon rouge. Dans une poêle, faites-le revenir à l'huile d'olive avec les aiguillettes de canard.

3. Au bout de 5 minutes, parsemez de thym et laissez cuire, à feu doux, jusqu'à parfaite cuisson du canard.

4. Écrasez les pommes de terre et la patate à la fourchette ou au presse-purée, en ajoutant progressivement le beurre de baratte, la crème d'avoine et la muscade.

5. Dans un plat, étalez le canard revenu avec l'oignon et le thym. Recouvrez de l'écrasée de pommes de terre et patate doute. Enfournez 20 à 30 minutes.

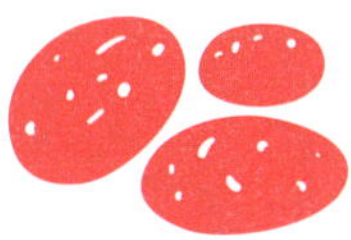

Quinoa en taboulé aux légumes verts

VÉGANE • SANS GLUTEN • RICHE EN PROTÉINES VÉGÉTALES

Atout santé en +

Avec sa teneur en glucides très lents, le quinoa est un atout énergétique sur la durée. Il est composé d'un quart de protéines végétales, avec tous les acides aminés essentiels. Ajustez l'assaisonnement selon votre goût avec du cumin, du romarin, du gingembre, de la coriandre ou du curcuma.

Préparation 15 min
Cuisson environ 10 min

Pour 2 personnes

- 150 g de quinoa
- 1 concombre, égrené
- 1/2 poivron vert, égrené
- 3 à 4 fleurs de brocoli
- 1 avocat, pelé et dénoyauté
- 1 petit oignon rouge, pelé
- le jus d'1 citron vert
- le jus d'1 citron jaune
- 1 cuil. à soupe d'huile d'olive
- 1 cuil. à soupe d'huile de noix
- 1 cuil. à café de piment d'Espelette (facultatif)
- 1 cuil à soupe de pistaches nature non salées, concassées
- 5 brins de coriandre, ciselés
- sel

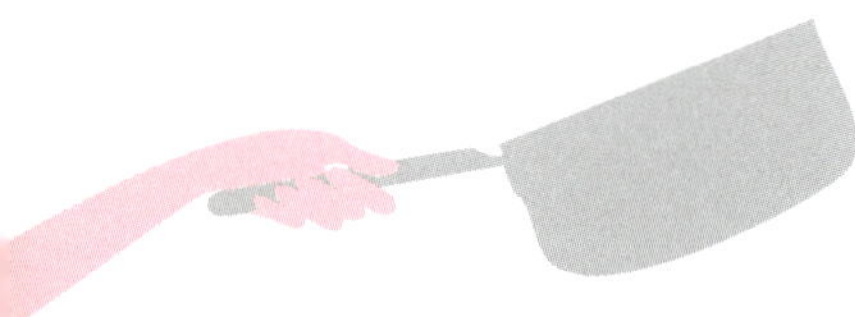

1. Dans une casserole d'eau bouillante salée, faites cuire le quinoa selon les indications sur l'emballage, soit environ 10 minutes.

2. Coupez le concombre et le demi-poivron en dés. Râpez les fleurs de brocoli. Coupez l'avocat en cubes. Émincez l'oignon rouge.

3. Dans un saladier, mélangez tous les légumes avec le quinoa, à l'exception de l'avocat pour ne pas l'écraser. Arrosez du jus des citrons, des huiles d'olive et de noix. Assaisonnez avec le piment d'Espelette.

4. Au moment de servir, ajoutez les pistaches, les cubes d'avocat et la coriandre ciselée.

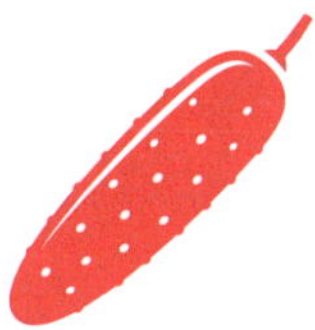

Riz aux tomates et aux épinards

RICHE EN FER ET EN VITAMINES A, C ET E

Atout santé en +

La richesse en fer et en vitamines du persil et des épinards est un vrai atout nutritionnel dans ce plat. La tomate apporte aussi des vitamines antioxydantes (A, C et E). Vous pouvez utiliser d'autres céréales (quinoa ou millet) ou des céréales-féculents à gluten comme le boulgour ou la semoule, semi-complets ou complets.

- 160 g de riz thaï semi-complet
- 2 cuil. à soupe d'huile d'olive
- 1 gousse d'ail, pelée et émincée
- 200 g d'épinards (frais ou surgelés)
- 400 g de tomates concassées en bocal
- 1 pincée de curcuma
- 1 pincée de cumin
- 1 pincée de paprika doux
- 1 cuil. à soupe de persil haché

Préparation 10 min
Cuisson environ 20 min

Pour 2 personnes

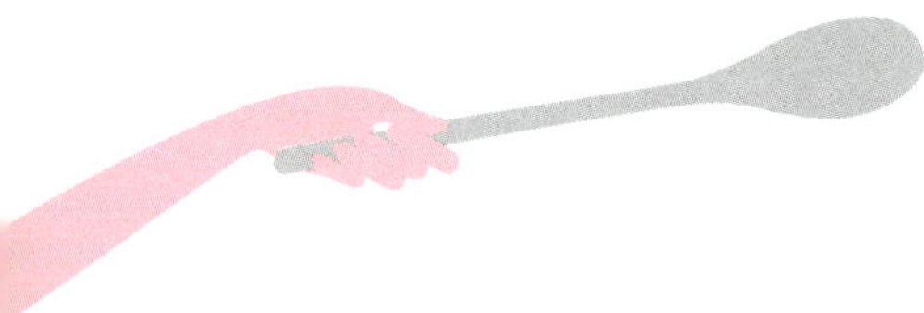

1. Dans une poêle, faites revenir quelques minutes le riz avec 1 cuillerée à soupe d'huile d'olive, puis couvrez-le d'eau. Laissez-le précuire 8 minutes.

2. Si besoin, égouttez le riz, puis remettez-le dans la poêle avec l'huile d'olive restante.

3. Ajoutez immédiatement l'ail, les épinards, les tomates et les épices. Mélangez, puis laissez mijoter, à feu doux, environ 10 à 12 minutes, jusqu'à ce que le riz finisse de cuire.

4. Si besoin, en cours de cuisson, versez un peu d'eau en filet.

5. Parsemez de persil frais haché au moment de déguster.

Salade vitaminée toute verte aux lentilles

RICHE EN FIBRES ET EN VITAMINE B

- 6 asperges vertes
- 1/2 brocoli (fleurs)
- 50 g de haricots verts (frais ou surgelés), équeutés
- 3 pincées de bicarbonate alimentaire
- 40 g de pousses d'épinards
- 80 g de lentilles vertes cuites

Pour l'assaisonnement

- 1 cuil. à soupe de jus de citron
- 1 cuil. à soupe d'huile de colza
- 1 cuil. à soupe d'huile d'olive
- 1 cuil. à soupe de persil, fraîchement émincé
- 1 cuil. à soupe de coriandre, fraîchement émincée
- 1 cuil. à soupe de ciboulette, fraîchement émincée
- 1 cuil. à café de moutarde d'ortie ou aux herbes (facultatif)

Astuce en +

Si vous voulez utiliser des lentilles sèches, suivez le procédé p. 56 en ajoutant au bicarbonate une branche d'algue kombu. Laissez cuire environ 20 à 30 minutes. Vous pouvez utiliser des lentilles corail pour la couleur. Faites-les cuire seulement quelques minutes pour qu'elles ne se réduisent pas en purée.

Préparation 20 min
Cuisson 5 à 8 min par légume

Pour 2 personnes

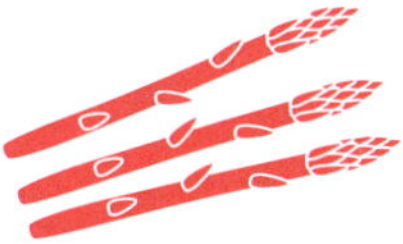

1. Préparez l'assaisonnement : mélangez tous les ingrédients. Laissez le temps aux herbes aromatiques de s'imprégner des huiles.

2. Coupez légèrement en biseau la base des asperges. Prélevez les fleurs du demi-brocoli.

3. Dans trois casseroles d'eau bouillante, faites pocher séparément les asperges, le brocoli et les haricots verts avec 1 pincée de bicarbonate pendant quelques minutes afin de garder leur croquant. Refroidissez-les aussitôt dans de l'eau froide avec des glaçons afin de stopper la cuisson et de conserver leur couleur verte. Égouttez-les.

4. Dans chaque assiette, dressez un lit de pousses d'épinards. Recouvrez-le avec les autres légumes et les lentilles vertes. Au moment de servir, versez l'assaisonnement, puis mélangez.

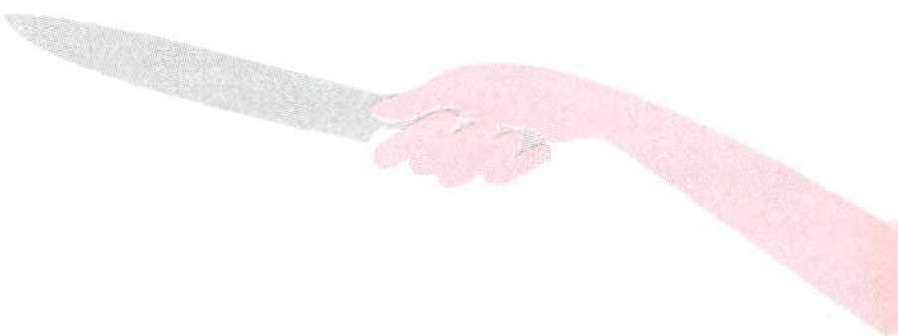

Petits flans aux légumes

SANS GLUTEN

Astuce en +

Avant cuisson, vous pouvez saupoudrer le mélange d'un peu de tomme de chèvre ou de brebis râpée. Ces petits flans, qui permettent d'utiliser des restes de légumes, peuvent être préparés à l'avance et dégustés froids ou chauds.

- 3 œufs
- 2 cuil. à soupe de crème végétale d'avoine
- 80 g de féta, émiettée
- 4 à 6 cuil. à soupe de légumes (1 courgette et/ou 1 carotte et/ou 2 tomates), râpés ou coupés en dés
- 1 cuil. à soupe bombée de lardons (facultatif)

Préparation 10 min
Cuisson 20 min

Pour 6 petits flans

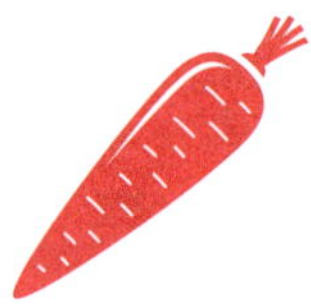

1. Préchauffez à 180 °C (th. 6). Battez fermement les œufs avec la crème d'avoine. Ajoutez la féta émiettée, puis les légumes et les lardons.

2. Mettez le mélange dans des petits moules à muffins en silicone. Enfournez 20 minutes. Servez avec une belle salade croquante, bien assaisonnée.

Vinaigrettes originales santé

SOURCE DE BONS GRAS

Préparation 5 min par vinaigrette

Pour 2 personnes

Retour d'Asie

- 2 cuil. à soupe d'huile de sésame
- 2 cuil. à soupe de vinaigre de riz
- 1 cuil. à café de gingembre frais, râpé
- 1 cuil. à soupe de coriandre, ciselée

Atout santé en +

Le gingembre frais peut être un bon soutien en cas de nausées matinales.

Émulsionnez tous les ingrédients.

Orange ma douce

- 1 cuil. à café de moutarde douce
- 2 cuil. à soupe de jus d'orange frais
- 1 cuil. à café de zeste d'orange, râpé
- 1 cuil. à soupe d'huile d'olive
- 1 cuil. à soupe d'huile de colza
- 1 cuil. à café de ciboulette ciselée

Atout santé en +

L'orange apporte de la vitamine C et contribue à conserver une bonne vitalité.

Émulsionnez tous les ingrédients.

Le long du Gange

Atout santé en +

Le mélange d'épices du curry, en plus de vous faire voyager, permettra de réchauffer vos intestins et de favoriser votre digestion.

- 2 cuil. à soupe d'huile de sésame
- 1 cuil. à soupe de jus de citron frais
- 1 cuil. à soupe de nectar de mangue frais
- 1 pincée de curry
- 3 feuilles de menthe, ciselées

Émulsionnez tous les ingrédients.

Rouge amour

Atout santé en +

Avec l'huile de germe blé, vous aurez une belle source de vitamine E pour vous et votre bébé.

- 2 à 3 fraises très mûres, écrasées
- 2 cuil. à soupe de vinaigre de framboise
- 3 cuil. à soupe d'huile de germe de blé
- poivre du moulin

Émulsionnez tous les ingrédients.

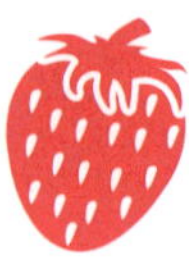

Dolce vita

- 4 tomates séchées
- 2 cuil. à soupe de jus de citron
- 3 cuil. à soupe d'huile d'olive
- 1 cuil. à café de basilic émincé
- poivre blanc

Atout santé en +

Le basilic permet de lutter contre les spasmes digestifs.

Mixez tous les ingrédients

Pamplemousse léger

- 1 cuil. à café de moutarde
- 2 cuil. à soupe de jus de pamplemousse
- 1 cuil. à soupe de jus de citron
- 5 cl de crème d'avoine

Atout santé en +

Cette recette légère ne contient aucun corps gras.

Émulsionnez tous les ingrédients.

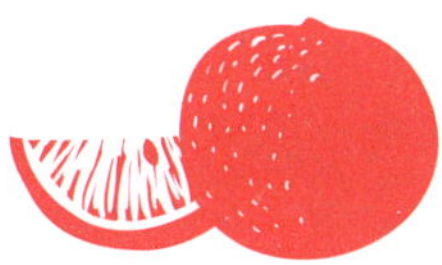

Recettes santé spécial grossesse

Collations

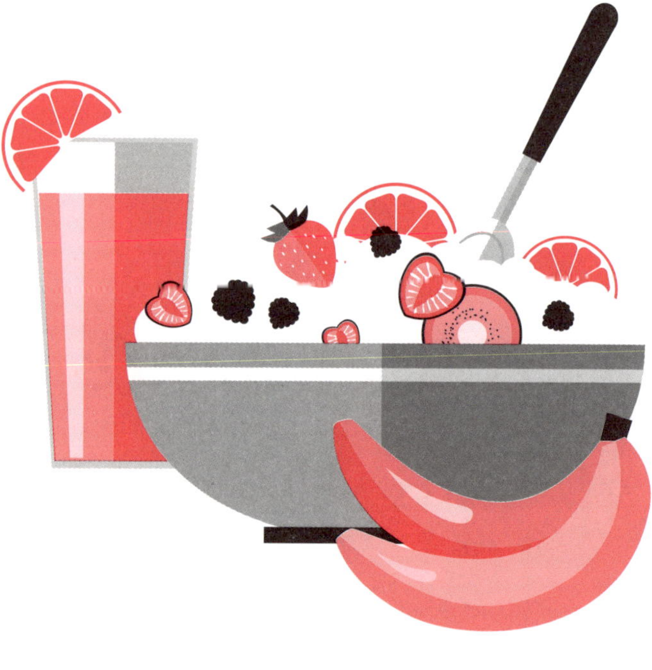

La collation idéale

Durant la grossesse, les collations sont primordiales : elles permettent d'alléger les repas principaux et donc de faciliter la digestion, en évitant les soucis de nausées ou de remontées acides. N'hésitez pas à fractionner vos repas. Les collations permettent également de manger des fruits crus. Ceux-ci sont plus digestes s'ils sont consommés au moins 30 minutes ou 2 heures avant un repas.

Consommées dans la matinée ou dans l'après-midi, vos collations peuvent être composées :

- de fruits frais de saison, bien mûrs (pensez également à l'avocat et à la tomate comme des fruits) ;
- d'1 poignée d'oléagineux : 10 à 12 amandes ou noix de Grenoble ou noix de cajou ou noix du Brésil, nature et non salées ;
- d'1 petite poignée de fruits secs (raisin, pruneaux, abricots…) ;
- de pain complet ou intégral ou au petit épeautre ou au levain, nature, ou d'un peu de purée d'oléagineux complets, sans sucre ajouté ;
- d'un peu de fromage de chèvre ou de brebis, pasteurisé ;
- d'1 grand verre de jus de légumes (fait maison, à l'extracteur, ou en smoothie ou acheté en magasin biologique) ;
- d'1 yaourt ou d'1 fromage blanc de brebis ou de chèvre ;
- d'1 verre de jus végétal (d'avoine, d'amande, de noisette, de coco, de châtaigne…) ;
- d'1 ou 2 carrés de chocolat noir à 70 % minimum de cacao.

Pensez surtout à bien mastiquer et à prendre votre temps pour déguster ces collations.

Crème Budwig végétale

SOURCE D'ANTIOXYDANTS ET DE FIBRES

Atout santé en +

N'hésitez pas à varier les fruits en fonction des saisons et de vos envies. Chacun vous apportera des minéraux différents. Les fruits secs étant des sucres rapides, préférez plutôt les fruits frais ou bien un mélange des deux.

Préparation 10 min
Repos environ 10 min

Pour 2 bols

- 2 tasses de jus végétal d'amande, sans sucre ajouté
- 2 tasses de flocons d'avoine
- 2 cuil. à café de graines de lin doré
- 1/2 tasse de graines de tournesol
- 2 bananes mûres, pelées et coupées en morceaux
- 2 cuil. à café de graines de chia
- le jus de 2 citrons jaunes
- des fruits de saison (frais ou séchés), coupés si besoin en morceaux

1. Dans un blender, mixez doucement le jus végétal d'amande, les flocons d'avoine, les graines de lin, et de tournesol ainsi que les morceaux de bananes jusqu'à obtention d'une consistance onctueuse.

2. Répartissez la préparation dans 2 bols, puis ajoutez les graines de chia et le jus des citrons. Laissez gonfler environ 10 minutes.

3. Ajoutez les fruits. C'est prêt !

Chocolate balls

RICHE EN OLIGOÉLÉMENTS ET EN VITAMINES

- 150 g de dattes, dénoyautées
- 100 g d'amandes entières, nature et non salées
- 70 g de noix de cajou, nature et non salées
- 50 g de cacao cru en poudre
- 4 cuil. à soupe d'eau
- 2 cuil. à soupe de noix de coco, râpée

Atout santé en +

Le cacao cru est une mine d'or nutritionnelle : il est très riche en magnésium, en calcium, en potassium, en phosphore et en oligo-éléments (fer, cuivre, sélénium et zinc) mais aussi en vitamines (A, B1, B9, C et E). Vous pouvez rouler ces energy balls dans des graines de sésame.

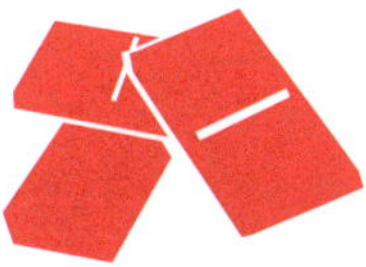

Préparation 15 min
Réfrigération 15 min

Pour environ 10 chocolate balls

1. Coupez les dattes en deux. Mixez-les dans un bon mixeur. Ajoutez tous les autres ingrédients, à l'exception de la noix de coco râpée. Mixez de nouveau jusqu'à obtention d'une pâte bien homogène.

2. Façonnez entre les mains des petites boules. Placez-les 15 minutes au réfrigérateur.

3. Sortez-les et roulez-les dans la noix de coco râpée. Ces energy balls peuvent se conserver au réfrigérateur pendant 5 à 7 jours.

Apricot balls

RICHE EN VITAMINE A • SANS GLUTEN • VÉGÉTARIEN

Atout santé en +

L'abricot est l'un des fruits les plus riches en vitamine A et donc votre allié idéal. Il favorise largement la croissance des cellules dans le corps et contribue à renforcer le fonctionnement du système immunitaire. Ce fruit survitaminé encourage donc le bon développement du fœtus. Vous pouvez rouler ces energy balls dans de la noix de coco râpée.

- 150 g d'abricots secs, dénoyautés
- 150 g d'amandes blanches en poudre
- 2 cuil. à soupe de miel liquide
- 4 cuil. à soupe d'eau
- 2 cuil. à soupe de pistaches, nature et non salées, concassées

Préparation 15 min
Réfrigération 15 min

Pour environ 10 apricot balls

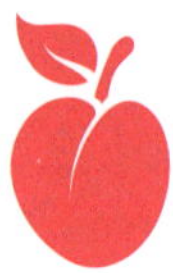

1. Coupez les abricots en deux. Mixez-les dans un bon mixeur.

2. Ajoutez tous les autres ingrédients, à l'exception des pistaches concassées jusqu'à obtention d'une pâte bien homogène.

3. Façonnez entre les mains des petites boules. Placez-les 15 minutes au réfrigérateur.

4. Sortez-les et roulez-les dans les pistaches concassées. Ces energy balls peuvent se conserver au réfrigérateur pendant 5 à 7 jours.

Smoothies complets

L'atout principal des smoothies pour la femme enceinte est leur apport en fibres et en vitamines. Mais il faut bien choisir leur composition afin d'éviter l'excès de sucre !

Préparation 5 min maximum

Pour 1 smoothie

Smoothie fraises-romaine

RICHE EN FIBRES

- 1 tasse de fraises (fraîches en saison ou surgelées), équeutées
- 1 banane, pelée
- 1/2 salade romaine
- 1 tasse d'eau de source ou filtrée
- eau (facultatif)

Mixez tous les ingrédients dans un blender pendant environ 2 minutes. Ajoutez un peu d'eau si nécessaire. Dégustez bien frais.

Smoothie kiwis-céleri

ÉNERGÉTIQUE

- 2 kiwis, pelés
- 1/2 banane, pelée
- 2 branches de céleri
- 1 tasse d'eau de source ou filtrée
- eau (facultatif)

Mixez tous les ingrédients dans un blender pendant environ 2 minutes. Ajoutez un peu d'eau si nécessaire. Dégustez bien frais.

Smoothie pêches-épinards

AIDE À LA PRODUCTION DE FER

- 3 pêches (fraîches en saison ou surgelées, mais surtout pas au sirop), pelées
- 2 poignées de feuilles d'épinards
- 1 dizaine de tiges de persil
- 1 tasse d'eau de source ou filtrée
- eau (facultatif)

Mixez tous les ingrédients dans un blender pendant environ 2 minutes. Ajoutez un peu d'eau si nécessaire. Dégustez bien frais.

Smoothie poires-chou kale

STIMULE L'IMMUNITÉ

- 2 poires, épépinées et équeutées
- 3 feuilles de chou frisé (ou kale)
- 1 dizaine de tiges de menthe
- 1 tasse d'eau de source ou filtrée
- eau (facultatif)

Mixez tous les ingrédients dans un blender pendant environ 2 minutes. Ajoutez un peu d'eau si nécessaire. Dégustez bien frais.

Smoothie pommes-persil

STIMULE LE FOIE ET ENRICHIT LE SANG

- 2 pommes
- 1/2 banane, pelée
- 1 dizaine de tiges de persil
- 1 tasse d'eau de source ou filtrée
- le jus d'1/2 citron jaune
- eau (facultatif)

Mixez tous les ingrédients dans un blender pendant environ 2 minutes. Ajoutez un peu d'eau si nécessaire. Dégustez bien frais.

Smoothie ananas-chou vert

FACILITE LA DIGESTION

- 1/3 d'ananas (chair)
- 1/2 chou vert
- 1 mangue, pelée
- 2 cm de racine de gingembre
- eau (facultatif)

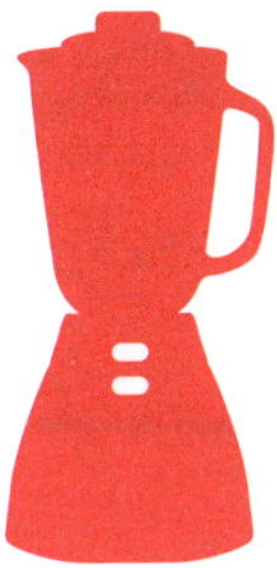

Atout santé en +

Le gingembre est l'allié indispensable de la grossesse. Cette plante racine vous protégera des nausées et vomissements au premier trimestre. Il est un bon remède antibrûlures d'estomac au deuxième trimestre et un allié antidouleur au troisième trimestre. Après la grossesse, il vous aidera à brûler les graisses. Vous pouvez éventuellement garder la peau du gingembre si vous l'avez bien brossée. Sinon, grattez-la avec une petite cuillère.

1. Mixez tous les ingrédients dans un blender pendant environ 2 minutes.

2. Ajoutez un peu d'eau si nécessaire. Dégustez bien frais.

Chia pudding à la mangue

VÉGANE • SANS GLUTEN • RICHE EN OMÉGA-3 ET EN FIBRES

Atout santé en +

Les graines de chia permettent un apport de bonnes graisses pour la grossesse et donnent une texture onctueuse au pudding. Vous pouvez ajouter des amandes concassées, intéressantes pour leurs atouts nutritionnels (calcium, magnésium, oméga-3) et leur côté croquant.

- 3 cuil. à soupe de graines de chia
- 40 cl de lait de coco ou d'un autre jus végétal (avoine, noisette ou amande)
- 2 petites cuil. à café de sirop d'agave (facultatif)
- 1 mangue bien mûre, pelée et dénoyautée

À préparer la veille
Préparation 10 min
Réfrigération 12 h

Pour 2 puddings

1. La veille, mélangez les graines de chia et le lait de coco. Répartissez le mélange dans deux pots. Incorporez le sirop d'agave. Laissez reposer au réfrigérateur pendant 12 heures.

2. Le lendemain, remuez bien le mélange pour séparer les graines entre elles.

3. Coupez la mangue en dés ou mixez-la pour la réduire en purée.

4. Dressez joliment la mangue sur le pudding au moment de la dégustation.

Crémeux de coco aux fruits frais

RICHE EN VITAMINES ET EN BONS ACIDES GRAS

- 2 yaourts de coco nature
- 8 cl de crème de coco
- 1 kiwi, pelé
- quelques graines de grenade
- 1/2 mangue, pelée et dénoyautée
- 2 cuil. à café de copeaux de chair de noix de coco nature

Atout santé en +

Les différentes parties de la noix de coco sont riches en bons acides gras, facilement assimilés. Son goût très doux permet d'éviter l'ajout de sucre. Vous pouvez décliner cette recette avec des fraises au printemps, des pêches en été ou des poires en automne.

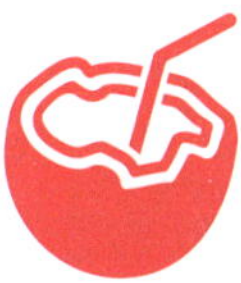

Préparation 10 min

Pour 2 personnes

1. Mélangez les yaourts et la crème de coco jusqu'à obtention d'une préparation homogène.

2. Coupez le kiwi en demi-rondelles. Détachez les graines de grenade de leur membrane, en prenant garde de bien enlever la peau. Coupez la demi-mangue en dés.

3. Incorporez la moitié des fruits dans le mélange yaourts-crème de coco.

4. Répartissez la préparation dans deux pots en verre. Recouvrez avec le reste des fruits et les copeaux de noix de coco.

5. Dégustez bien frais.

Sorbet minute

VÉGANE • RICHE EN VITAMINES

Atout santé en +

Ce sorbet, sans sucre ajouté, permet de bénéficier du sucre naturel des fruits, en évitant les mauvais sucres très délétères pendant votre grossesse. Juste avant de déguster, vous pouvez ajouter des copeaux de noix de coco râpée, de chocolat noir à 70 % minimum de cacao ou des pistaches ou des amandes concassées.

- 250 g de fruits de saison mûrs, pelés et dénoyautés et/ou épépinés si besoin
- le jus d'1 citron jaune

Préparation 10 min
Congélation 4 h minimum

Pour 2 personnes

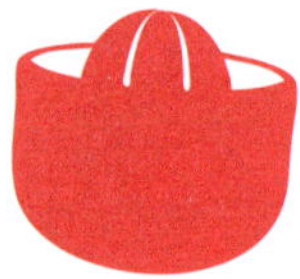

1. Coupez les fruits en morceaux. Disposez-les à plat dans un récipient et placez-les au congélateur pendant au moins 4 heures.

2. Versez le jus du citron sur les fruits congelés.

3. Mixez-les aussitôt et dégustez.

Poires aux épices

VÉGANE • RICHE EN FIBRES • ANTIFRINGALES

- 2 poires, pelées et épépinées
- 1/2 cuil. à café de cannelle
- 2 pincées de gingembre
- 2 pincées de quatre-épices
- 1 biscuit à la cannelle

Variante en +

Dans une casserole en ions ou en fonte, laissez mijoter, à feu doux, le mélange poires-épices-biscuit avec un filet d'eau de source pendant 15 à 20 minutes en remuant régulièrement.

Préparation 10 min
Marinade environ 10 min
Cuisson 20 min

Pour 2 personnes

1. Préchauffez le four à 210 °C (th. 7). Coupez les poires en cubes.

2. Dans un saladier, mélangez les poires avec la cannelle, le gingembre et le quatre-épices. Laissez mariner 10 minutes environ.

3. Émiettez grossièrement le biscuit et incorporez-le au mélange.

4. Sur une plaque, répartissez les poires marinées avec leurs épices et le biscuit émietté dans deux feuilles de papier cuisson.

5. Refermez hermétiquement les feuilles pour former des papillotes.

6. Enfournez 20 minutes. Servez tiède.

Banana bread

RICHE EN MAGNÉSIUM ET EN POTASSIUM • SANS GLUTEN

Atout santé en +

Les farines de coco et de souchet facilitent la digestion en évitant les ballonnements. Leur faible indice glycémique est un vrai atout pendant la grossesse. Vous pouvez congeler votre banana bread une fois refroidi pour un futur petit-déjeuner ou un encas.

Préparation 15 min
Cuisson environ 35 min

Pour 1 pain de 6 tranches

- 1 œuf
- 1 cuil. à soupe de sucre de coco
- 2 bananes bien mûres
- 30 g de beurre demi-sel
- 45 g de beurre doux
- 50 g de farine de souchet
- 50 g de farine de coco
- 1 cuil. à café de bicarbonate alimentaire

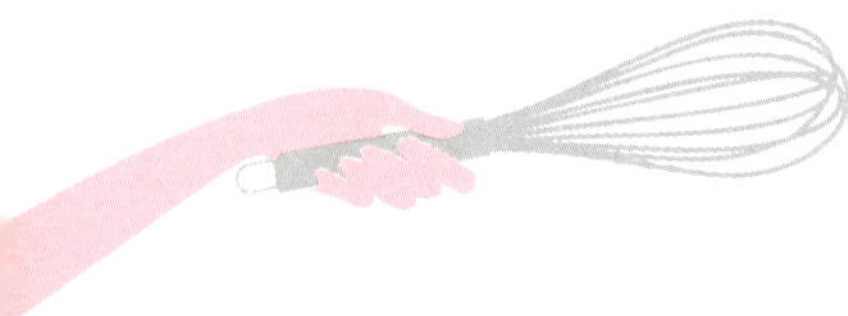

1. Préchauffez le four à 180 °C (th. 6). Dans un bol, battez l'œuf avec le sucre de coco jusqu'à obtention d'un mélange mousseux.

2. Écrasez les bananes jusqu'à obtention d'une purée parfaitement lisse, puis ajoutez-les au mélange œuf-sucre. Remuez.

3. Faites fondre ensemble au bain-marie les beurres demi-sel et doux, puis à l'aide d'un fouet, incorporez-les doucement au mélange.

4. Mélangez les farines de souchet et de coco. Ajoutez le bicarbonate aux deux farines mélangées, puis à l'aide d'un fouet, incorporez-les doucement au mélange jusqu'à obtention d'une préparation homogène.

5. Dans un moule à cake, versez la préparation. Enfournez environ 35 minutes.

6. Attendez qu'il refroidisse légèrement avant de démouler le banana bread.

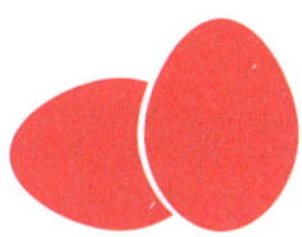

Fleurs des sables chocolatées anti-blues

RICHE EN MAGNÉSIUM ET EN ACIDES AMINÉS

Atout santé en +

Les acides aminés présents dans cette recette sont des précurseurs de la sérotonine, notre hormone du bonheur. Cependant, n'abusez pas de cet encas réconfortant ! Vous pouvez utiliser d'autres graines oléagineuses comme les noisettes ou les noix de Grenoble, nature et non salées. Vous pouvez également ajouter quelques fruits secs (abricots, pruneaux…), coupés en dés.

Préparation 10 min
Cuisson environ 10 min
Réfrigération 30 min

Pour 10 fleurs des sables

- 100 g de chocolat de couverture à 70 % de cacao minimum
- 60 g de noix de cajou nature non salées
- 40 g d'amandes blanches, sans la peau, non salées
- 2 fèves de cacao

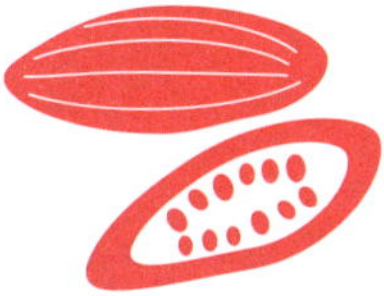

1. Faites fondre le chocolat doucement au bain-marie.

2. Hachez grossièrement les noix de cajou, les amandes et les fèves de cacao. Faites-les revenir à sec dans une poêle antiadhésive pendant quelques minutes pour les torréfier.

3. Mélangez les fruits secs torréfiés et le chocolat fondu.

4. À l'aide d'une cuillère à soupe, répartissez le mélange en dix petits tas sur une feuille de papier cuisson.

5. Laissez refroidir et durcir 30 minutes au réfrigérateur avant de déguster ces fleurs de sable. Elles se conservent environ 2 semaines au réfrigérateur.

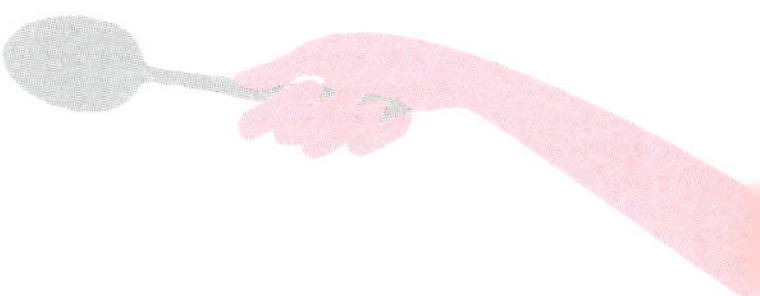

Recettes santé spécial grossesse

Dîner

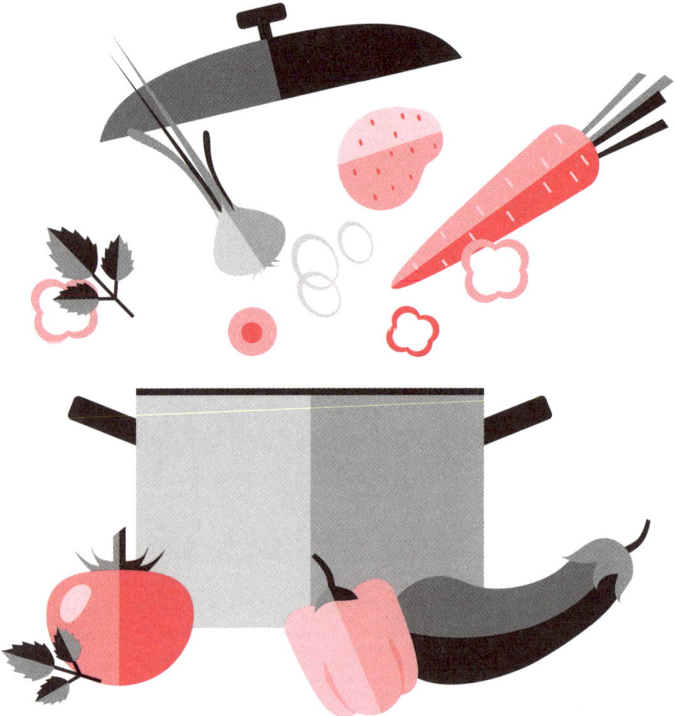

Le dîner idéal

Votre dîner doit être léger, mais reconstituant, durant votre grossesse. En effet, le reste de la journée, vous aurez essayé d'apporter de l'énergie à votre corps et à votre bébé, mais pour ce dernier repas de la journée, l'important est de vous préparer à un bon sommeil et à aider votre organisme à se reconstruire pour le lendemain. Évitez donc, comme le reste de la journée, les sucres rapides et les mauvaises graisses, mais également les protéines fortes (viande rouge, charcuterie, porc…) et le fromage en excès. En revanche, accentuez votre apport en fibres, en bonnes graisses type oméga-3 et éventuellement en protéines légères (poisson, crustacés, œufs, volaille, légumineuses…).

Votre dîner idéal est composé :

- de quelques légumes crus ou à peine cuits pour préserver les vitamines, arrosés d'1 cuillerée à soupe d'huile de première pression à froid, riche en oméga-3 (par exemple, lin, colza ou noix) ;
- d'1 portion (1/4 d'assiette) de protéines plutôt légères : le poisson blanc ou gras sauvage, frais et/ou surgelés, les petits poissons en boîte (sardines/maquereaux/harengs), le poulet ou les œufs biologiques ;
- ou d'1 portion de protéines végétales (lentilles vertes ou corail, pois chiches, haricots secs blancs, rouges ou noirs, pois cassés, fèves…) ;
- de légumes cuits à volonté (au moins 1/2 assiette) ;
- d'un peu (1/4) de féculents légers (riz semi-complet ou complet, sarrasin en grains ou en crêpes, quinoa, millet, pomme de terre vapeur, patate douce…).

Évitez les desserts. Si vous avez vraiment envie d'une note sucrée, privilégiez les fruits cuits (non crus) ou 1 carré de chocolat noir à 70 % minimum de cacao ou une tisane avec 1 cuillerée à café de miel biologique.

Soupe de légumes et poulet à la thaï

PROTÉINÉ • RICHE EN FIBRES

Atout santé en +

Ce mélange de légumes cuits et partiellement crus permet de préserver un maximum de nutriments. En fonction des saisons, n'hésitez pas à décliner les légumes en conservant cette association cru/cuit et une variété de couleurs.

Préparation 20 min
Cuisson 1 h 10

Pour 2 personnes

- 1 carotte orange
- 1 branche de céleri
- 1 oignon, pelé
- 1 échalote, pelée
- 1 gousse d'ail, pelée et dégermée
- 1/2 poireau, coupé dans la longueur
- 1/2 fenouil
- 3 cm de racine de gingembre, pelée
- 1 piment très doux (facultatif)
- 1/2 branche de citronnelle
- 1,5 l d'eau
- 1 feuille de laurier
- 1 branche de thym
- 1 belle escalope de blanc de poulet
- 1/2 chou-rave
- 5 cm de radis blanc
- 1 carotte jaune
- 4 champignons de Paris
- 4 feuilles de basilic thaï

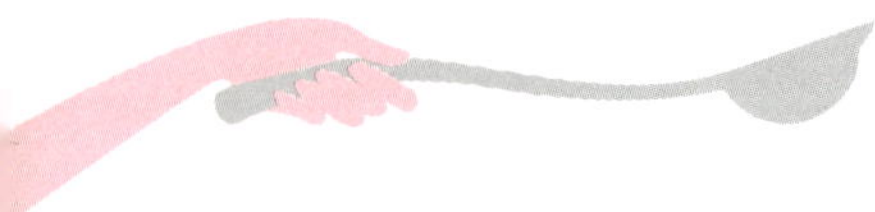

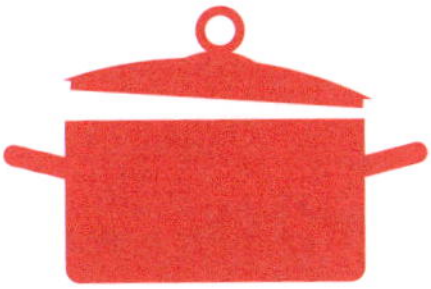

1. Coupez en morceaux ou émincez la carotte orange, le céleri, l'oignon, l'échalote, l'ail, le demi-poireau, le demi-fenouil, le gingembre, le piment et la citronnelle.

2. Dans une casserole remplie avec l'eau, faites-les mijoter avec le laurier et le thym pendant 1 heure.

3. Coupez en lanières fines ou en dés le blanc de poulet, le demi-chou-rave, le radis blanc, la carotte jaune, les champignons de Paris et le basilic thaï.

4. Filtrez le bouillon des légumes. Retirez le laurier et le thym. Réservez les légumes. Faites chauffer, à feu fort, le bouillon 10 minutes pour qu'il soit très chaud.

5. Répartissez dans deux bols les légumes cuits et crus, à l'exception du basilic, ainsi que les lanières de poulet.

6. Versez le bouillon brûlant pour finir la cuisson et parsemez de basilic. Dégustez tiède ou chaud.

Gratin de patates douces et lait de coco

PROTÉINÉ • SOURCE DE VITAMINES (A ET B6), DE CUIVRE ET DE MANGANÈSE • RICHE EN FIBRES

- 2 patates douces, pelées
- 1 cuil. à soupe d'huile d'olive
- 1 œuf
- 10 cl de lait de coco
- 1 cuil. à café de colombo
- 1 cuil. à café de piment d'Espelette (facultatif)
- 1 cuil. à soupe de graines de courge
- 1 cuil. à soupe de coriandre, fraîchement ciselée
- sel, poivre du moulin

Variante en +

Pour une version végane, remplacez l'œuf par 1 grosse cuillerée à soupe de tofu soyeux.

Préparation 10 min
Cuisson 50 min

Pour 2 personnes

1. Préchauffez le four à 160 °C (th. 5-6). Coupez les patates douces en tranches. Salez et poivrez. Arrosez d'huile d'olive. Enfournez 20 minutes.

2. Dans un bol, battez l'œuf avec le lait de coco et les épices. Versez la préparation sur les patates douces à la sortie du four.

3. Répartissez les graines de courge. Enfournez 30 minutes. À la sortie du four, parsemez de coriandre ciselée. Servez chaud.

Légumes-racines rôtis

VÉGANE • RICHE EN FIBRES

- 2 petites pommes de terre
- 2 carottes
- 1 panais
- 2 petits navets
- 2 topinambours, pelés
- 1 gros oignon blanc, pelé
- 2 gousses d'ail, pelées et dégermées
- 1 cuil. à soupe d'herbes de Provence
- 2 cuil. à soupe d'huile d'olive
- fleur de sel, poivre du moulin

Variante en +

L'été, vous pouvez utiliser des aubergines, des courgettes, des poivrons et des tomates. Pour un dîner complet, ajoutez une protéine végétale (lentilles, pois chiche, haricots secs…) ou un peu de poisson blanc ou gras, ou un œuf, ou même une petite portion de fromage (chèvre ou brebis) pasteurisé.

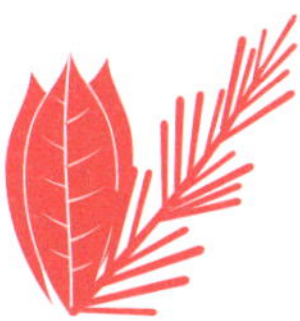

Préparation 15 min
Cuisson 1 h

Pour 2 personnes

1. Préchauffez le four à 180 °C (th. 6). Coupez en morceaux les pommes de terre, les carottes, le panais, les navets, les topinambours et l'oignon. Hachez l'ail.

2. Placez tous les légumes sur une plaque recouverte de papier cuisson. Saupoudrez d'herbes de Provence et versez l'huile d'olive en filet. Salez et poivrez. Mélangez avec les doigts afin de bien imprégner les légumes, puis répartissez-les sur la plaque.

3. Enfournez 45 minutes, puis baissez la température à 150 °C (th. 5). Poursuivez la cuisson 15 minutes. Servez bien chaud.

Omelette aux brocolis et épinards

PROTÉINÉ • RICHE EN FIBRES

Atout santé en +

Les enzymes du miso facilitent la digestion et ses probiotiques enrichissent la flore intestinale et renforcent l'immunité. Prenez impérativement ceux vendus dans les magasins biologiques, sans soja OGM et additifs. Les légumes verts vous apporteront le fer assimilable nécessaire. Vous pouvez utiliser aussi des haricots verts, des courgettes, du chou vert…

- 150 g d'épinards
- 6 fleurs de brocoli
- 1 cuil. à café de miso
- 1 cuil. à soupe de tahin
- 4 œufs
- 1 gousse d'ail, pelée et dégermée
- 1 filet d'huile d'olive

Préparation 15 min
Cuisson environ 15 min

Pour 2 personnes

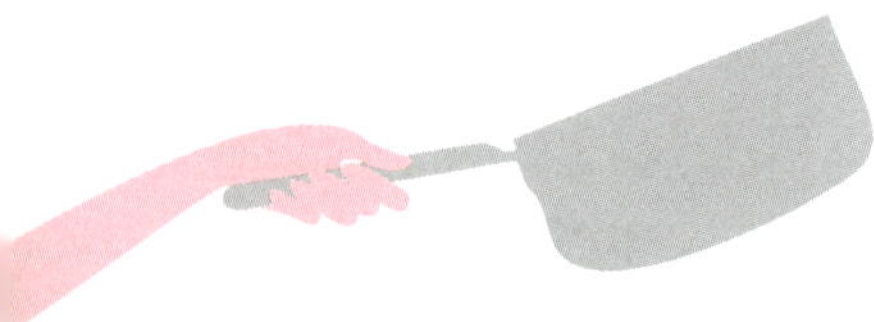

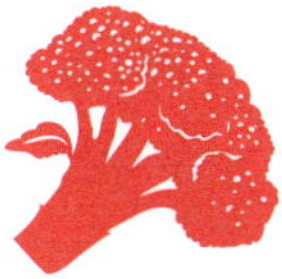

1. Dans une casserole remplie d'un peu d'eau bouillante, plongez les épinards pendant 5 minutes.

2. Dans une autre casserole d'eau bouillante, faites cuire les brocolis avec le miso et le tahin pendant 5 à 8 minutes. N'hésitez pas à couper les fleurs de brocoli en deux afin de réduire le temps de cuisson.

3. Égouttez-les. Réservez.

4. Dans un saladier, battez les œufs. Ajoutez les épinards, les brocolis et l'ail haché. Mélangez.

5. Faites chauffer une poêle avec l'huile d'olive, puis déposez le mélange. Faites cuire l'omelette à la consistance souhaitée. Dégustez aussitôt.

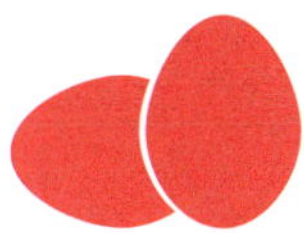

Boulettes type falafel et mayonnaise végétale

PROTÉINÉ • RICHE EN FIBRES

Atout santé en +

Comme toutes les légumineuses, les pois chiches sont d'excellentes sources de fibres, de protéines, de fer, de vitamine B9 et de calcium, dont vous avez besoin pendant votre grossesse. Vous pouvez congeler crues ces boulettes pour en avoir d'avance.

Préparation 20 min
Repos 2 h (facultatif)
Cuisson environ 25 min

Pour environ 20 boulettes

- 400 g de pois chiches en bocal
- 1 gros oignon, pelé
- 2 gousses d'ail, pelées et dégermées
- 1/2 botte de persil plat
- 1/2 botte de coriandre
- 1 œuf
- 1 cuil. à café de cumin en poudre
- 2 cuil. à soupe de farine d'épeautre complète (facultatif)
- huile d'olive

Pour la mayonnaise végétale

- 5 cl de jus végétal d'avoine ou d'eau
- 1/2 cuil. à café d'agar-agar
- 2 cuil. à soupe de purée d'amandes blanches
- le jus d'1/2 citron
- 1 cuil. à soupe d'huile d'olive, de noix ou de colza
- 1/2 cuil. à café de curcuma
- herbes fraîches ciselées, algues émincées ou épices
- sel, poivre

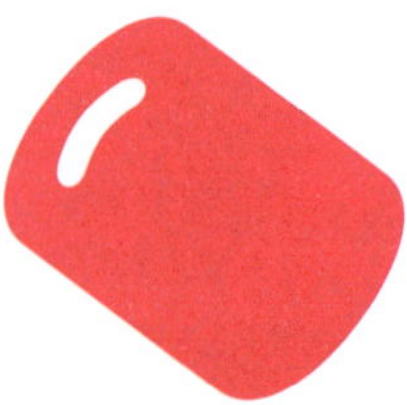

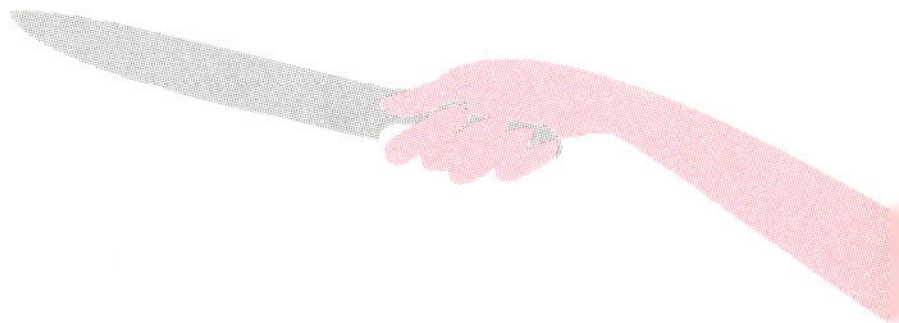

1. Préchauffez le four à 160 °C (th. 5-6). Égouttez soigneusement les pois chiches. Si nécessaire, laissez-les entre deux feuilles de papier absorbant pendant 2 heures.

2. Préparez la mayonnaise végétale : dans une casserole, faites chauffer le jus végétal ou l'eau. Ajoutez l'agar-agar. Réservez. Dans un petit bol, mélangez la purée d'amandes blanches, le jus du demi-citron, l'huile de votre choix, le curcuma, du sel et du poivre. Incorporez ce mélange dans le jus tiédi, en mélangeant bien pour homogénéiser. Filmez et réservez au réfrigérateur.

3. Coupez en morceaux l'oignon et l'ail. Émincez les feuilles de persil et de coriandre.

4. Mixez les pois chiches, l'œuf, l'oignon, l'ail, le persil, la coriandre et le cumin jusqu'à obtention d'un mélange homogène. Si la pâte est trop collante, ajoutez de la farine d'épeautre. Si elle est trop fade, rectifiez l'assaisonnement

5. Formez des petites boules de la taille d'une noix. Aplatissez-les légèrement avec la paume de la main pour obtenir des petites galettes.

6. Sur une plaque recouverte de papier cuisson, déposez les boulettes. Arrosez-les d'un filet d'huile d'olive. Enfournez 25 minutes. Retournez-les en milieu de cuisson. Dégustez-les chaudes ou froides, avec la mayonnaise végétale parsemée d'herbes fraîches, d'algues ou d'épices. Vous pouvez aussi les consommer nature, ou trempées dans une purée de sésame et de citron.

Risotto d'épeautre tout vert

VÉGÉTARIEN • RICHE EN FIBRES

Variante en +

Pour une texture plus crémeuse, remplacez le jus d'avoine par de la crème d'avoine. Vous pouvez utiliser à la place des haricots verts des salicornes, préalablement dessalées. Très iodés, ces « haricots de mer » apportent le fer, le phosphore et le calcium essentiels à la grossesse.

Préparation 15 min
Cuisson environ 30 min

Pour 2 personnes

- 50 g de feuilles de blette
- 50 g de pousses d'épinard
- 50 g de haricots verts, équeutés
- 150 g d'épeautre précuit
- 2 cuil. à soupe d'huile d'olive
- 40 cl bouillon de légumes
- 10 cl de jus végétal d'avoine
- parmesan ou pecorino affiné, râpé
- sel

Pour le pesto

- 1 cuil. à café de pignons de pin
- 1 petit bouquet de basilic
- 2 cuil. à soupe d'huile d'olive

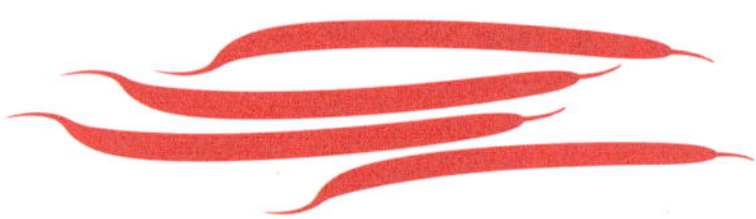

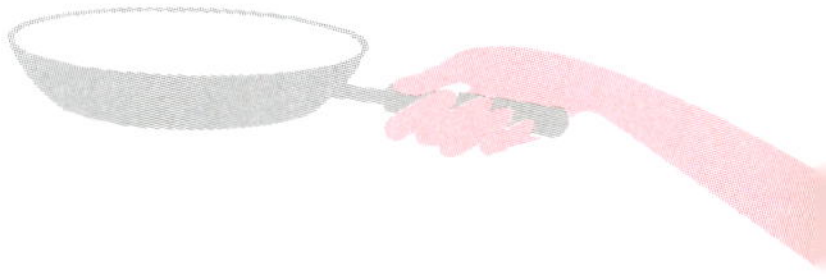

1. Coupez les feuilles de blette et les pousses d'épinard en lanières. Réservez. Coupez en deux ou en trois, selon leur longueur, les haricots verts. Faites-les cuire à la vapeur 5 minutes. Réservez.

2. Préparez le pesto : dans une poêle, faites dorer légèrement, à sec, les pignons. Mixez-les grossièrement avec le basilic et l'huile d'olive. Réservez.

3. Dans une casserole, plongez l'épeautre précuit dans trois fois son volume d'eau salée. Portez doucement à ébullition et laissez cuire, à feu moyen, 20 minutes.

4. Dans une sauteuse, faites chauffer, à feu vif, l'huile d'olive et les légumes verts environ 1 minute. Ajoutez l'épeautre presque cuit et le bouillon de légumes. Laissez chauffer jusqu'à parfaite évaporation.

5. Faites chauffer le jus végétal d'avoine. Versez-le jus chaud avec le pesto dans la sauteuse, tout en remuant sans cesse jusqu'à absorption. Hors du feu, ajoutez le parmesan ou le pecorino râpé. Servez aussitôt.

Tofu fumé et légumes du soleil en gratin

VÉGANE • RICHE EN FIBRES

Atout santé en +

Le tofu est une protéine végétale qui, comme tous les végétaux, est dépourvue de graisses insaturées, tout en apportant les bonnes protéines essentielles à la grossesse. En automne, optez pour des légumes-racines (carottes, panais, topinambours…), coupés en fines rondelles ou légèrement précuits à la vapeur. Vous pouvez utiliser une autre sorte de tofu ou un peu de féta.

Préparation 15 min
Marinade 10 min
Cuisson 30 min

Pour 4 personnes

- 200 g de tofu fumé ferme, coupé en cubes
- 1 oignon blanc, pelé et coupé en rondelles
- 2 gousses d'ail, pelées, dégermées et coupées en morceaux
- 1 petite aubergine, coupée en dés
- 1 courgette, coupée en fines demi-rondelles
- 1 grosse tomate bien juteuse, épépinée et coupée en petits quartiers (ou 1/4 de bocal de tomates, coupées en cubes)
- 1 filet d'huile d'olive
- 3 cuil. à soupe d'herbes de Provence

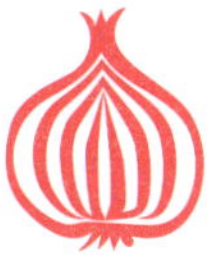

1. Préchauffez le four à 210 °C (th. 7). Dans un saladier, laissez mariner 10 minutes le tofu fumé, l'oignon et l'ail.

2. Dans un plat à gratin, rangez alternativement les dés d'aubergine et les demi-rondelles de courgette. Ajoutez le tofu avec sa marinade et recouvrez des tomates. Arrosez d'huile d'olive et parsemez d'herbes de Provence.

3. Couvrez le plat d'une feuille de papier cuisson. Enfournez 10 minutes, puis poursuivez la cuisson, à découvert, 20 minutes.

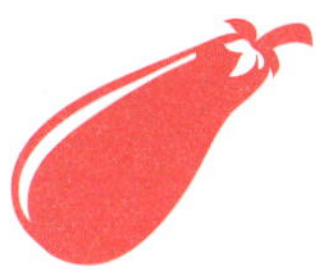

Polenta à la sicilienne

RICHE EN FER ET EN ACIDES GRAS MONO-INSATURÉS • SANS GLUTEN • VÉGÉTARIEN

Variante en +

Vous pouvez assaisonner votre salade de roquette ou de jeunes pousses d'épinard avec la vinaigrette Dolce vita (voir p. 75).

Préparation 30 min
Cuisson environ 30 min

Pour 2 personnes

- 1 gousse d'ail, pelée et hachée
- 1/2 oignon rouge, pelé et haché
- 4 tomates séchées, hachées
- 4 cuil. à soupe d'huile d'olive
- 120 cl de jus d'avoine
- 20 cl de bouillon de légumes
- 90 g de polenta instantanée
- 100 g de tomates cerises (rouges et/ou jaunes)
- 3 cœurs d'artichaut (en bocal ou surgelés)
- 30 g d'olives noires, dénoyautées et émincées
- 1 cuil. à soupe de câpres
- 1 pincée de curcuma
- 1 pincée de paprika doux
- 1 belle poignée de roquette ou de jeunes pousses d'épinard

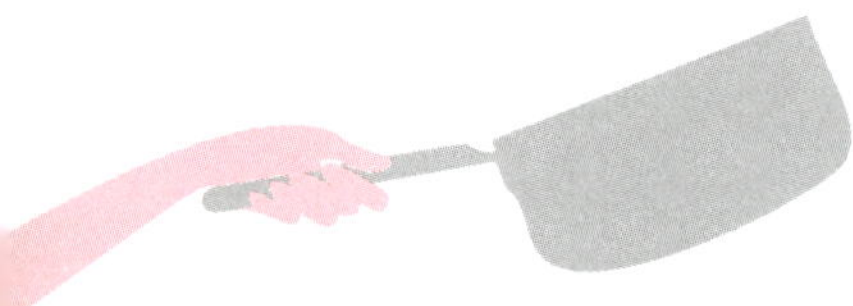

1. Dans une poêle, faites revenir, à feu vif, l'ail, le demi-oignon et les tomates séchées dans 2 cuillerées à soupe d'huile d'olive, 4 à 5 minutes. Réservez.

2. Dans une casserole, versez le jus d'avoine, le bouillon de légumes et 1 cuillerée à soupe d'huile d'olive. Portez à ébullition, puis ajoutez en pluie la polenta instantanée. Remuez, puis laissez mijoter environ 5 minutes, le temps que la polenta absorbe tout le liquide. Réservez.

3. Préchauffez le four à 180 °C (th. 6). Sur une lèchefrite recouverte de papier cuisson, versez la moitié de la polenta jusqu'à obtention d'une préparation homogène, pas trop fine. Lissez à l'aide d'une cuillère, puis déposez par-dessus l'oignon, l'ail et les tomates séchées revenues. Recouvrez du reste de la polenta et lissez de nouveau. Vous pouvez donner une forme à la polenta à l'aide d'un cercle ou d'un emporte-pièce. Enfournez 15 minutes jusqu'à ce que la polenta soit bien dorée.

4. Coupez les tomates cerises en deux et les cœurs d'artichauts en quatre. Mettez-les dans une poêle chaude avec 1 cuillerée à soupe d'huile d'olive, les olives émincées, les câpres, le curcuma et le paprika. Faites sauter le tout, à feu vif, pendant 3 à 4 minutes. Réservez au chaud.

5. Sur chaque assiette, répartissez la polenta bien dorée. Disposez sur la polenta la poêlée d'artichauts et de tomates cerises, puis la roquette ou les jeunes pousses d'épinard. Dégustez aussitôt.

Gratin de légumes au millet

RICHE EN FER, EN VITAMINE B, EN MAGNÉSIUM ET EN SILICE • SANS GLUTEN • VÉGÉTARIEN

Atout santé en +

Le millet est une céréale naturellement sans gluten, ce qui lui confère une meilleure digestibilité. Sa richesse en nutriments, notamment en magnésium et en silice, en intéressante pendant la grossesse. Il permettrait également de réduire les risques de diabète gestationnel.

Préparation 20 min
Cuisson environ 30 min

Pour 2 personnes

- 100 g de millet en grains
- 20 cl d'eau
- 2 œufs
- 250 g de tofu soyeux
- 6 feuilles de basilic ciselées
- 250 g de mozzarella de bufflonne
- 2 grosses courgettes ou 4 petites
- 150 g de tomates grappe ou cocktail
- 1 cuil. à soupe de graines de courge
- 1 cuil. à soupe de noix de cajou concassées
- huile pour le plat
- poivre fraîchement moulu

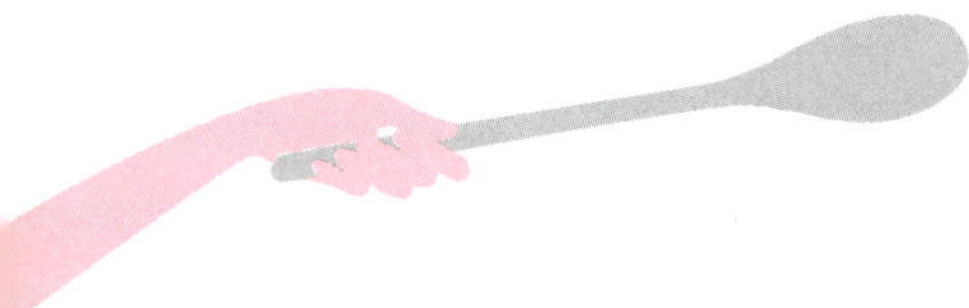

1. Rincez les grains de millet sous de l'eau assez chaude, puis mettez-les dans une casserole avec l'eau. Portez à ébullition. Laissez cuire, à couvert et à feu doux. Après 5 minutes, retirez la casserole du feu et laissez les grains gonfler, toujours à couvert, 10 minutes supplémentaires. Égouttez et laissez refroidir après avoir délié les grains à la fourchette.

2. Préchauffez le four à 200 °C (th. 6-7). Battez les œufs avec le tofu soyeux jusqu'à obtention d'un mélange assez homogène. Poivrez et ajoutez le basilic ciselé.

3. Émiettez la mozzarella de bufflonne avec les doigts et incorporez-la au mélange précédent.

4. Détaillez les courgettes en « tagliatelles » à l'aide d'un couteau économe. Coupez les tomates en deux.

5. Dans un saladier, mélangez délicatement les grains de millet, puis incorporez-les au mélange œufs-tofu soyeux-mozzarella. Ajoutez les courgettes et les demi-tomates. Mélangez délicatement la préparation.

6. Dans un plat allant au four préalablement huilé, versez la préparation complète, puis parsemez de graines de courge et de noix de cajou concassées.

7. Enfournez 25 minutes.

Dhal de lentilles corail

VÉGANE

Atout santé en +

Cette association légumineuses-céréales vous permettra de faire le plein de tous les acides aminés essentiels dont votre corps a besoin en fin de journée pendant votre grossesse. Vous pouvez remplacer le curcuma par du garam masala, plus ou moins épicé.

Préparation 15 min
Cuisson environ 35 min

Pour 2 personnes

- 1 petit oignon blanc, pelé
- 1 gousse d'ail, pelée et dégermée
- 2 cm de racine de gingembre, pelée
- 2 cuil. à soupe d'huile de coco
- 1 cuil. à café de curcuma en poudre
- 100 g de lentilles corail
- 10 cl de lait de coco
- 15 cl de coulis de tomates
- le jus d'1/2 citron vert
- persil ou coriandre, fraîchement ciselé (facultatif)
- riz thaï semi-complet ou complet (accompagnement)

1. Ciselez l'oignon, l'ail et le gingembre.

2. Dans une sauteuse, faites-les rissoler dans l'huile de coco avec le curcuma pendant 2 à 3 minutes. Ajoutez les lentilles corail ainsi que deux fois leur volume d'eau. Faites cuire, à couvert et à feu très doux, pendant 15 minutes.

3. Versez le lait de coco et le coulis de tomates. Poursuivez la cuisson, à couvert et à feu très doux, 15 minutes.

4. Ajoutez le jus du demi-citron et un peu de persil ou de coriandre ciselé. Servez avec du riz thaï cuit à l'eau.

Recettes santé spécial grossesse

Boissons

Eaux aux fruits

HYDRATANT

Ces eaux aux fruits, sans sucre ajouté, sont une bonne alternative aux boissons sucrées ou excitantes. Elles apportent du plaisir, ce qui est essentiel, surtout pendant votre grossesse. Elles sont très agréables pendant les grandes chaleurs estivales. Buvez-les le jour même pour éviter la formation de germes.

Atout santé en +

Choisissez une eau de source très peu minéralisée, avec l'indication « résidu sec à 180° », inférieur à 100. Pour varier, vous pourrez utiliser ponctuellement de l'eau gazeuse naturelle ou de l'eau de coco, pure ou diluée, en faisant attention aux ballonnements. Évitez les bouteilles en plastique à cause des perturbateurs endocriniens.

À préparer 1 à 2 heures avant
Préparation 2 à 5 min

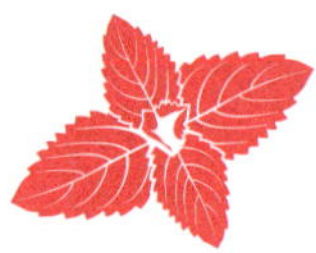

Eau de fraises et menthe

Coupez 500 g de fraises en deux. Détachez les feuilles d'1 petit bouquet de menthe. Mettez le tout dans un bocal, puis versez doucement 1 litre d'eau. Remuez délicatement et réservez au réfrigérateur jusqu'à dégustation.

Eau de citron et thym

Coupez en rondelles 2 citrons et ôtez les pépins si nécessaire. Mettez les rondelles dans un bocal et ajoutez 1 branche de thym entière, puis versez doucement 1 litre d'eau. Remuez délicatement et réservez au réfrigérateur jusqu'à dégustation.

Eau d'agrumes et romarin

1. Coupez en rondelles 2 à 3 oranges selon leur taille et 1 citron et ôtez les pépins si nécessaire.

2. Épluchez 1 pamplemousse et prélevez les suprêmes.

3. Mettez tous les agrumes dans un bocal, puis versez 1 litre d'eau et ajoutez 1 branche de romarin entière.

4. Remuez délicatement et réservez au réfrigérateur jusqu'à dégustation.

Eau d'ananas et gingembre

1. Pelez 1 ananas. Gardez la partie centrale, très riche en enzymes.

2. Pelez environ 3 cm de gingembre et coupez-le en fines rondelles.

3. Mettez l'ananas et le gingembre dans un bocal, puis versez doucement 1 litre d'eau.

4. Remuez délicatement et réservez au réfrigérateur jusqu'à dégustation.

Eau de pommes, kiwi et citron

1. Coupez en morceaux 3 pommes de la variété votre choix, en ôtant les trognons. Pelez 4 kiwis et coupez-les en morceaux.

2. Mettez les pommes et le kiwi dans un bocal, râpez par-dessus le zeste d'1 citron. Pour un goût plus prononcé de citron, vous pouvez découper le citron en rondelles et l'ajouter.

3. Versez doucement 1 litre d'eau. Remuez délicatement et réservez au réfrigérateur jusqu'à dégustation.

Eau de concombre, pastèque et menthe

1. Coupez en rondelles 1 concombre. Pelez un quart ou une demi-pastèque selon sa taille.

2. Mettez le concombre et la pastèque dans un bocal, puis ajoutez les feuilles d'1 petit bouquet de menthe.

3. Versez doucement 1 litre d'eau. Réservez au réfrigérateur jusqu'à dégustation.

Eau de melon, framboises et romarin

1. Pelez 1 melon et coupez-le en gros morceaux, en ôtant les pépins.

2. Mettez-le dans un bocal avec 250 g de framboises et 1 branche entière de romarin. Versez doucement 1 litre d'eau.

3. Remuez délicatement et réservez au réfrigérateur jusqu'à dégustation.

Eau de concombre et citron vert

1. Coupez en lanières épaisses ou en tranches 1 concombre.

2. Coupez 4 citrons verts en rondelles, en ôtant les deux extrémités. Versez doucement 1 litre d'eau.

3. Remuez délicatement et réservez au réfrigérateur jusqu'à dégustation.

Astuce en +

Une fois l'eau aux fruits bue, vous pouvez soit manger les fruits, soit les égoutter, puis les ajouter par exemple à un yaourt, une compote ou une soupe de fruits. Pour une collation, vous pouvez aussi les mixer, en version milk-shake, avec un peu de lait de brebis ou de chèvre pasteurisé ou un jus végétal.

Tisane antibrûlures d'estomac

- racines de guimauve
- fleurs de camomille matricaire
- feuilles de mélisse
- racines de réglisse (à proscrire en cas d'hypertension)

Atout santé en +

Pendant la grossesse, surtout à partir du deuxième trimestre, la digestion est ralentie, ce qui peut provoquer une accumulation de sucs gastriques et éventuellement un reflux vers l'œsophage. Vous pouvez demander à votre pharmacien ou votre herboriste de vous préparer ce mélange ou acheter ces plantes dans un magasin biologique ou sur Internet.

Préparation 2 min
Cuisson environ 5 min
Infusion 10 min

1. Mélangez tous les ingrédients à parts égales.

2. Dans une casserole, mettez 1 cuillerée à café du mélange pour une tasse d'eau. Portez à ébullition, puis laissez frémir 2 minutes.

3. Hors du feu, laissez infuser 10 minutes.

4. Filtrez. Buvez idéalement trois tasses par jour, par petites gorgées, en dehors de repas.

Lait d'or protecteur

ÉNERGÉTIQUE

Astuce en +

Pour une pâte de curcuma maison : dans une casserole, faites cuire, à feu doux, 30 g de curcuma en poudre, 1/2 cuillerée à café de poivre noir moulu et 12,5 cl d'eau de source ou filtrée, tout en remuant, environ 5 minutes jusqu'à obtention d'une pâte lisse et épaisse. Laisser refroidir. Vous pouvez conserver cette pâte dans un pot en verre hermétique environ 1 mois au réfrigérateur.

Préparation 2 min
Cuisson environ 2 min

- 1/2 à 1 cuil. à café de pâte de curcuma
- 1 cuil. à café d'huile de coco
- 12,5 cl de jus végétal (de préférence, de riz ou de noisette, ou d'avoine ou d'amande)
- quelques gouttes de sirop d'érable ou de miel (facultatif)

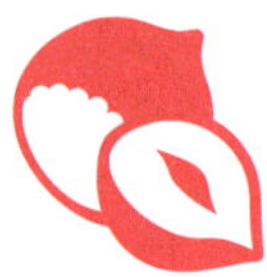

1. Dans une petite casserole à fond épais, faites chauffer la pâte de curcuma, l'huile de coco et le jus végétal pendant 1 à 2 minutes, sans les faire bouillir.

2. Hors du feu, ajoutez le sirop d'érable ou le miel. Dégustez chaud ou tiède.

Mes notes personnelles

Mon alimentation **SANTÉ** *facile*

VOUS AIMEREZ AUSSI :

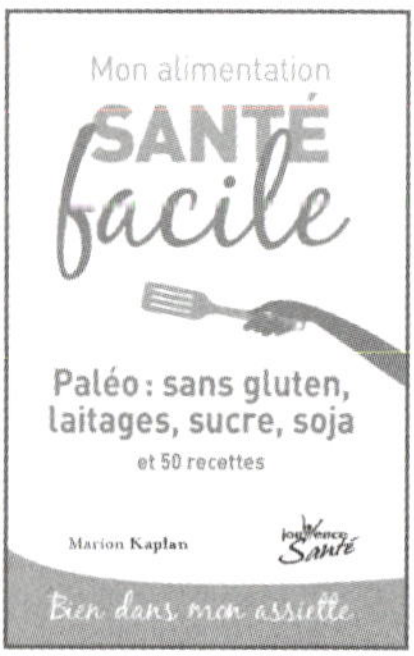

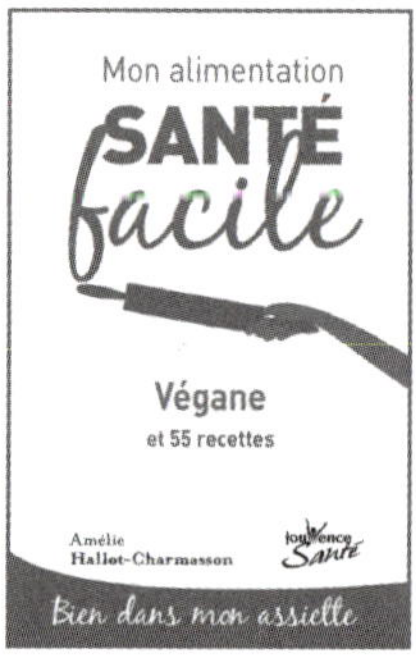

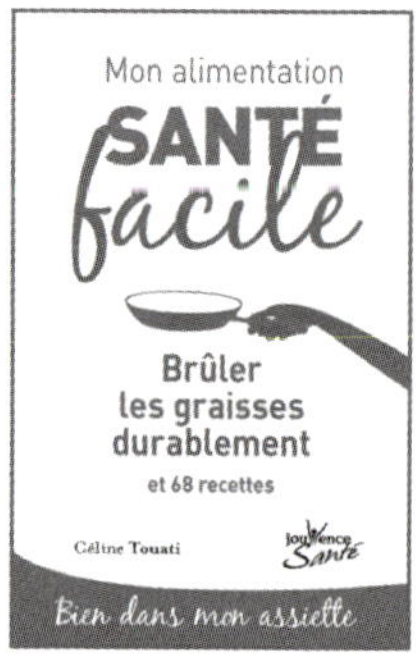

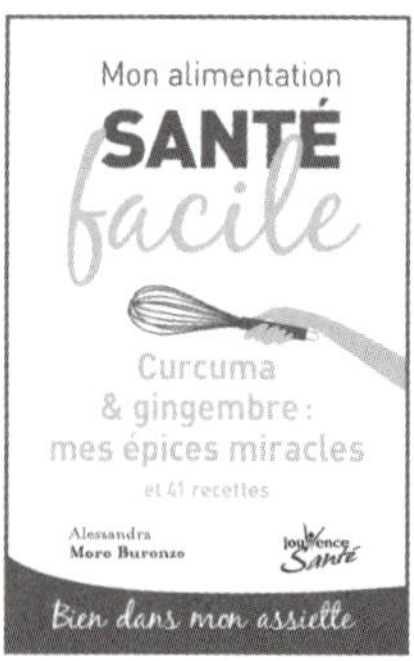

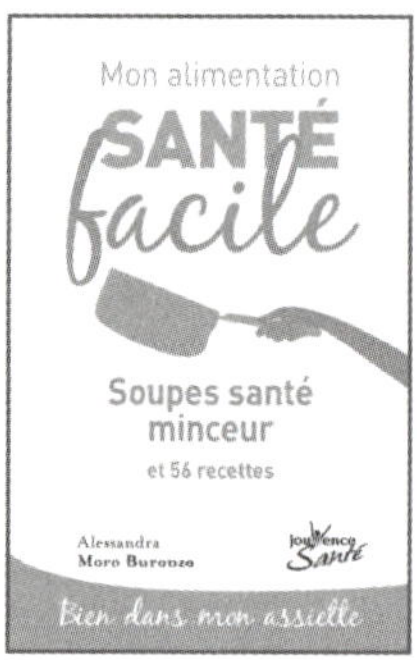

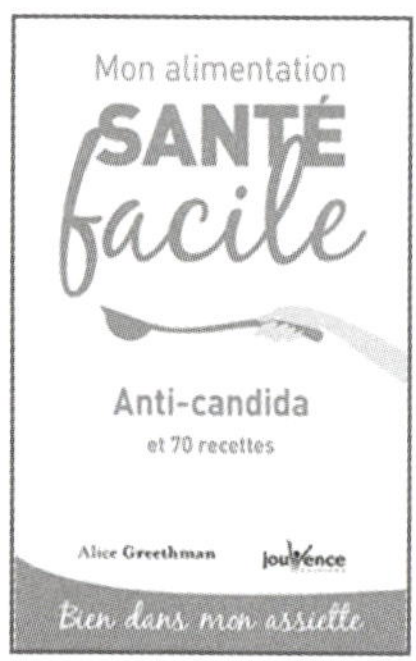

Bien dans mon assiette

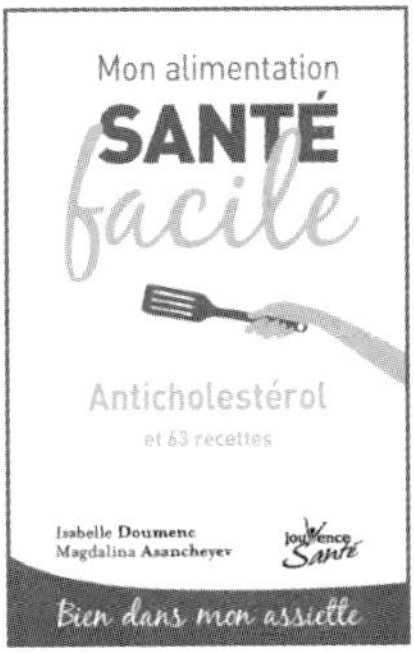

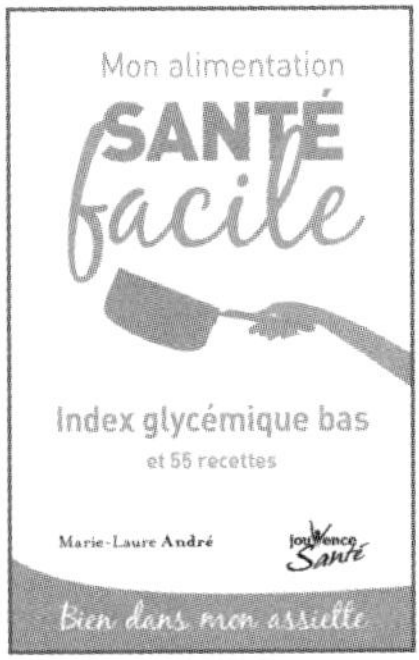

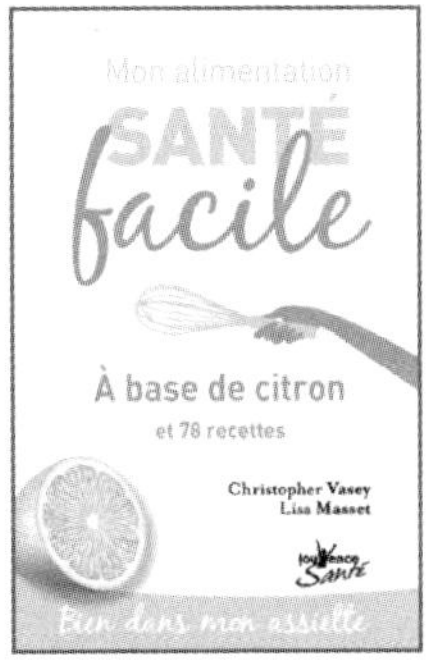

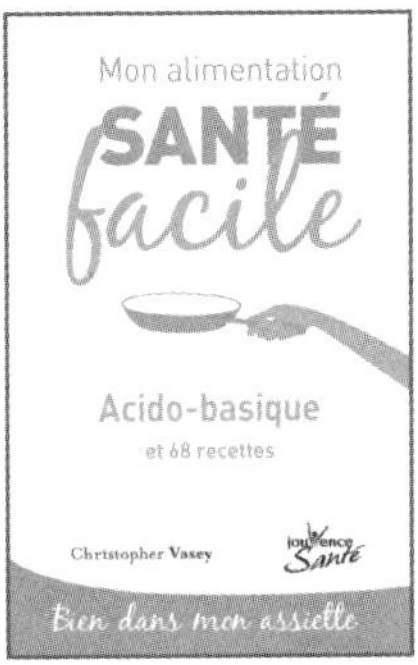

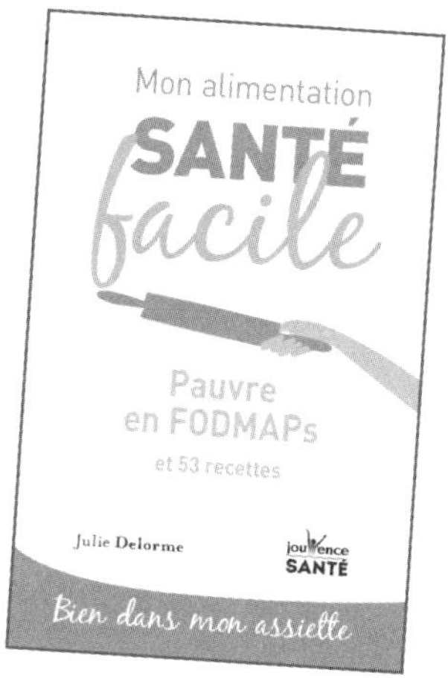

5,90 € • 128 pages

Illustrations :

Pictos : p. 44 (bocal), 46 (pancakes), 92 (fleurs des sables) : Stéphanie Roze ; p. 83 (smoothie) : © HN Works

Adobe Stock

p. 21 : © aliaksei ; p. 3, 24, 28, 40, 48, 54, 59 (poêle), 63, 64, 71 (couteau), 73, 93 (cuillère), 98, 105, 107, 110, 112, 119 : © TRIKONA ; p. 29, 32, 82, 83 : © Konovalov Pavel ; p. 36 : © elaborah ; p. 41, 49, 59 (courgette), 69 (tomate) : © Bitter ; p. 43 (amande), 45 (noix de pécan), 87, 120 : © Happy Art ; p. 43, 66, 68, 85, 86, 88, 90, 102 : © graphic@jet ; p. 55 (avocat), 62, 65, 75, 91, 103, 106, 109, 111 : © radoma ; p. 45 (sirop d'érable), 47 (pancakes), 50, 101 : © ylivdesign ; p. 47 (vanille) : © bsd555 ; p. 60, 71 (assiettes), 99, 104, 113 : © incomible ; p. 52, 78, 96 : © topvectors ; p. 55 (menthe), 57, 116 : © Neyro ; p. 61, 67, 69 (ail), 72 : © Vlad Klok ; p. 81, 93 (cacao) : © martin951 ; p. 71 (asperges), 74 : © Strezhnev Pavel.

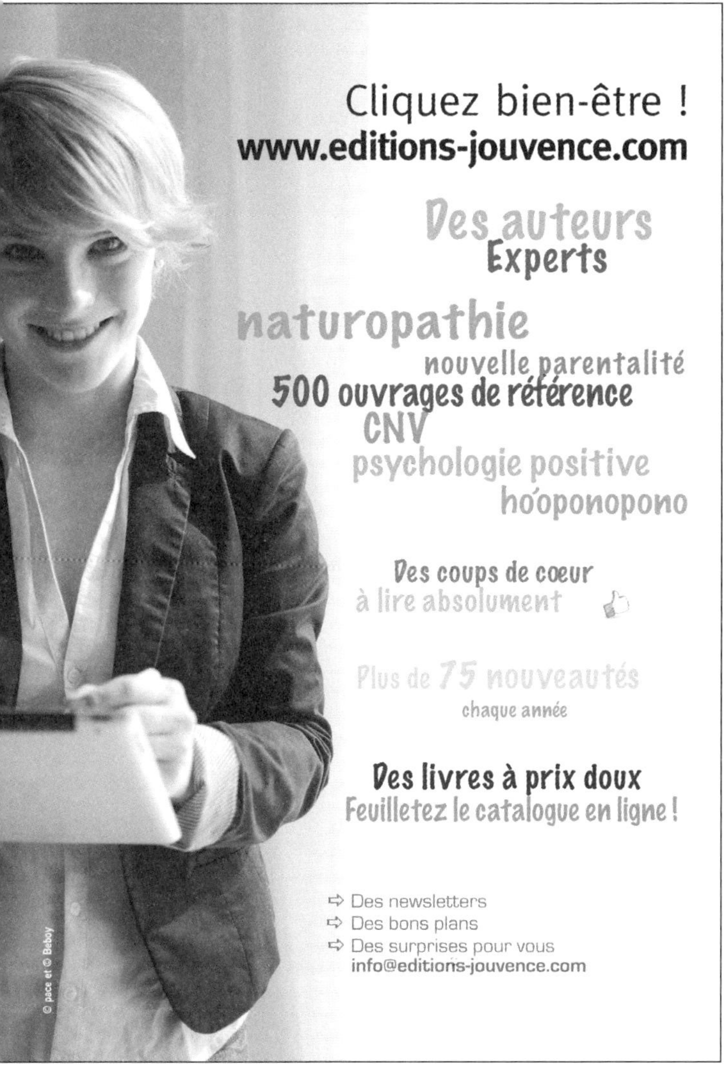
Cliquez bien-être !
www.editions-jouvence.com
Des auteurs
Experts
naturopathie
nouvelle parentalité
500 ouvrages de référence
CNV
psychologie positive
ho'oponopono
Des coups de cœur
à lire absolument
Plus de 75 nouveautés
chaque année
Des livres à prix doux
Feuilletez le catalogue en ligne !
⇨ Des newsletters
⇨ Des bons plans
⇨ Des surprises pour vous
info@editions-jouvence.com
© pace et © Beboy

Achevé d'imprimer en octobre 2018. Imprimé en Slovénie.
Dépôt légal : novembre 2018.